W0253606

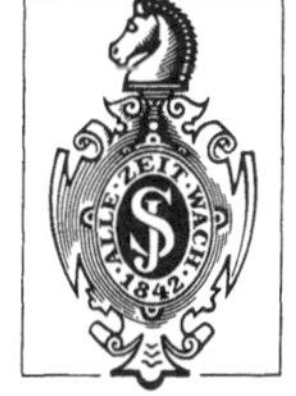
ALLE ZEIT WACH
1842

Der Notfall abseits der Routine

Aus den Bereichen Wasser- und Tauchrettung, Neugeborenenversorgung, Augenheilkunde, Wirbelsäulentraumatologie und an den Luftwegen

Herausgeber: H. Dittmer

Mit 47 Abbildungen und 21 Tabellen und Übersichten

Springer-Verlag Berlin Heidelberg New York
London Paris Tokyo Hong Kong

Priv.-Doz. Dr. Hartmut Dittmer
Städtisches Krankenhaus
Unfallchirurgie
Gotenstraße 6–8
D-6230 Frankfurt 80

CIP-Kurztitelaufnahme der Deutschen Bibliothek

Der Notfall abseits der Routine : aus den Bereichen Wasser- und Tauchrettung, Neugeborenenversorgung, Augenheilkunde, Wirbelsäulentraumatologie und an den Luftwegen / Hrsg.: H. Dittmer. – Berlin ; Heidelberg ; New York ; London ; Paris ; Tokyo ; Hong Kong : Springer, 1989

ISBN-13: 978-3-540-51668-2 e-ISBN-13: 978-3-642-75054-0
DOI: 10.1007/978-3-642-75054-0

NE: Dittmer, Hartmut [Hrsg.]

2119/3335-543210 – Printed on acid-free paper

Vorwort

Der größte Anteil der Einsätze im Notarzt- und Rettungswesen wird verursacht durch internistische Notfälle und Unfälle. Aus diesem Grunde ist auch eine große Anzahl von Fortbildungsveranstaltungen diesen Themenkreisen gewidmet.

Der 2. Internationale Notfallkongreß für Notärzte und Rettungssanitäter, der 1987 in Hanau stattfand, hat sich deshalb ganz bewußt mit Notfallsituationen befaßt, die zwar weniger häufig sind, nichtsdestoweniger aber zur Vermeidung von Lebensbedrohung bzw. schweren Schäden sofortiges richtiges Handeln verlangen.

Bei einer ständigen Zunahme des Breitensports hat der Schwimmsport und auch das Sporttauchen überprozentual zugenommen. Auf die spezifischen Unfallmöglichkeiten und Notfälle dieser Sportarten wird ausführlich eingegangen. Weitere Schwerpunkte sind akute Prozesse, die zu einer Erblindung führen können sowie der derzeitige Stand in der Behandlung von Wirbelsäulenverletzungen, einem Gebiet, das sich in den letzten Jahren stürmisch verändert hat.

Eine unerwartete Hausgeburt oder die Anforderung eines Neugeborenentransportes können das Notarztteam vor gänzlich ungewohnte Aufgaben stellen. Die akute Verlegung oder Verletzung der Luftwege ist ebenfalls ein Notzustand, der sofortiges Eingreifen und Handeln verlangt. Gerade auf diesem Gebiet ist ja das deutsche Rettungswesen den Rettungsorganisationen anderer Länder deutlich überlegen.

Ich danke allen Autoren für die Zurverfügungstellung ihrer Manuskripte und Überarbeitung der Redemanuskripte für die Schriftform, dem Verband Deutscher Rettungssanitäter und seinem Vorsitzenden Herrn Neukirchinger für die organisatorische Hilfe und nicht zuletzt dem Verlag für die sorgfältige Betreuung und Ausgestaltung dieses Sammelbandes.

Frankfurt am Main-Höchst, Frühjahr 1989 H. Dittmer

Vorwort

Inhaltsverzeichnis

Teil III: Notfälle in der Augenheilkunde

Teil IV: Notfallversorgung und Transport des Neugeborenen

Teil V: Verletzungen und Verlegungen der Luftwege

Autorenverzeichnis

Achilles, Ernst, Prof. Dr.
Branddirektion Frankfurt, Postfach 10 21 21, 6000 Frankfurt am Main

Dietz, Oskar, Dr.
Werksärztliche Abteilung Offenbach der Hoechst AG, Mainstr. 169, 6050 Offenbach

Dittmer, Hartmut, Priv.-Doz. Dr.
Städtisches Krankenhaus, Unfallchirurgie, Gotenstr. 6–8, 6230 Frankfurt am Main 80

Eggers, Christian, Priv.-Doz. Dr.
Allgemeines Krankenhaus St. Georg, Lohmühlenstr. 5, 2000 Hamburg 1

Flechsig, Frank, Dr.
Schiffahrtsmedizinisches Institut, Kopperpahler Allee 120, 2300 Kronshagen/Kiel

Foet, Karl, Prof. Dr.
Städtisches Krankenhaus, HNO-Klinik, Gotenstr. 6–8, 6230 Frankfurt am Main 80

Füßl, Hans-Jürgen, Dr.
Hölkerringerstr. 3, 8401 Pentling

Glöckner, Martin, Dr.
Städtisches Krankenhaus, Kinderklinik, Gotenstr. 6–8, 6230 Frankfurt am Main 80

Grosch, Gerhard, Dr.
Ärztlicher Dienst der 3. Hessischen Bereitschaftspolizei, 6052 Mühlheim/Main

Klepp, Gerhard, Prof. Dr.
Department für Thoraxchirurgie, Landeskrankenhaus, A-8036 Graz

Koch, Jochim, Dr.
Dräger-Werk, 2400 Lübeck

Koppenhagen, Klaus, Prof. Dr.
Präsidialarzt der Deutschen Lebensrettungsgesellschaft, 4300 Essen

Lammerding, Alfred, Dr.
Wilhelm-Haarmann-Str. 11, 3470 Höxter

Lawrenz, Bernd, Dr.
Schiffahrtsmedizinisches Institut, Kopperpahler Allee 120,
2300 Kronshagen/Kiel

Leixnering, Martin, Dr.
Unfallkrankenhaus Lorenz Böhler, Donaueschingenstr. 13a, A-1200 Wien

Mohr Andreas, Dr.
Städtischen Krankenhaus, Augenklinik, Gotenstr. 6–8,
6230 Frankfurt am Main 80

Ocker, K., Dr.
Marinefliegerdivision Kiel-Holtenau, Strandstr., 2300 Kiel 17

Rösler, Sieglinde, Dr.
BG-Unfallklinik, Prof.-Küntscher-Str. 8, 8110 Murnau

Schäfer, Manfred, Dr.
Städtisches Krankenhaus, Augenklinik, Gotenstr. 6–8,
6230 Frankfurt am Main 80

Scholz, Hans-Joachim, Dr.
Städtisches Krankenhaus, Kinderklinik, Gotenstr. 6–8,
6230 Frankfurt am Main 80

Stelter, Wolf-Joachim, Prof. Dr.
Städtisches Krnkenhaus, Chirurgische Klinik, Gotenstr. 6–8,
6230 Frankfurt am Main 80

Stopfkuchen, Herwig, Prof. Dr.
Universitätskinderklinik, Langenbeckstr. 1, 6500 Mainz

Wetzel, Regina, Dr.
Städtisches Krankenhaus, Augenklinik, Gotenstr. 6–8,
6230 Frankfurt am Main 80

Zenner, Hans-Peter, Prof. Dr.
Universitätsklinik, Burgholzweg 114, 7400 Tübingen

Teil I
Wasserunfälle – Tauchunfälle

Möglichkeiten der Wasserrettung bei der Feuerwehr

E. Achilles

Die Feuerwehren in Deutschland waren bis 1945 reichseinheitlich organisiert und unterstanden dem Innenminister in Berlin. Nach 1945 wurde die Verantwortung auf die Länder übertragen. Die Länder haben in eigenen Landesbrandschutzgesetzen den Gemeinden den Brandschutz als Pflichtaufgabe zur Selbstverwaltung übertragen. Zu den Aufgaben des Brandschutzes gehören:

1) vorbeugender Brandschutz,
2) abwehrender Brandschutz,
3) technische Unfallhilfe,
4) Katastrophenschutz,
5) Zivilschutz,
6) und in einigen Ländern auch Aufgaben des Krankentransports, Unfallrettungsdienst, Notzarztdienst, Hubschrauber- und verschiedene Sonderdienste.

Im Rahmen der technischen Unfallhilfe haben verschiedene Feuerwehren auch Taucherzüge aufgebaut.

Die Berufsfeuerwehr Frankfurt am Main verfügt seit 1945 über einen gut ausgebildeten Taucherrettungszug. Es stehen etwa 15 Lehrtaucher und 40 Leichttaucher mit den entsprechenden Fahrzeugen zur Verfügung.

Einsatzbereiche des Wasserrettungszuges

Der an der Feuerwache 3 in Frankfurt am Main zentral stationierte Wasserrettungszug nimmt neben der klassischen Aufgabe zur Rettung von Menschen, Tieren und Sachwerten umfangreiche Tätigkeiten im Bereich des Umweltschutzes wahr.

Der Ausrückbereich des Wasserrettungszuges umfaßt neben der Bundeswasserstraße Main mit umfangreichen Hafenanlagen und ufernahen Industriegebieten kleinere Flüsse, Seen und Kiesgruben im Stadtgebiet Frankfurt am Main. Auf Anforderung wird der Wasserrettungszug auch überregional an Gewässern eingesetzt. Bei vielschichtigen Einsätzen arbeitet der Wasserrettungszug mit den Ermittlungsbehörden, der Umweltschutzgruppe der Polizei, dem Ordnungsamt, der Wasserschutzpolizei sowie dem Wasser- und Schifffahrtsamt zusammen.

Aufgaben des Wasserrettungsdienstes

Retten und Bergen von Menschen, Tieren und Sachwerten. Taucheinsätze, technische Hilfeleistungen und Brandbekämpfung an bzw. auf Bundeswasserstraßen und anderen Gewässern.

Zum Beispiel: Retten von Menschen aus gekenterten Booten; Taucheinsätze unter Eisflächen; Tiere aus Notlagen befreien; Bergen von Sachwerten wie Pkw, Motorräder, Schiffe; Einsatz der Tauchergruppe zu technischen Hilfeleistungen in und auf dem Wasser; Einsatz der Taucherdekompressionskammer bei Tauchunfällen sowie bei erforderlichen medizinischen Indikationen wie CO-Vergiftung u.a.; Einsatzmaßnahmen des Wasserrettungszuges in Überdruckbaustellen; Einsatz des Wasserrettungszuges bei Umweltschutzmaßnahmen (Ölalarm, Havarien); Taucheinsätze an Wasserbauwerken wie Wehranlagen, Klärwerke u.a.

Ausbildungstätigkeit im Wasserrettungsdienst

Eigenverantwortliche Leitung und Durchführung der verschiedenen Ausbildungsstufen im Rahmen der Taucherausbildung gemäß der Feuerwehrdienstvorschrift 8; Leitung der praktischen und theoretischen Ausbildung aller Feuerwehrtaucher; Überwachung des Notausstiegs und Rettungsübungen aus über 10 m Wassertiefe im Tauchturm (Abb. 1); Unterrichtserteilung bei Laufbahnlehrgängen der Berufsfeuerwehr; Taucherausbildung von Schwimm-

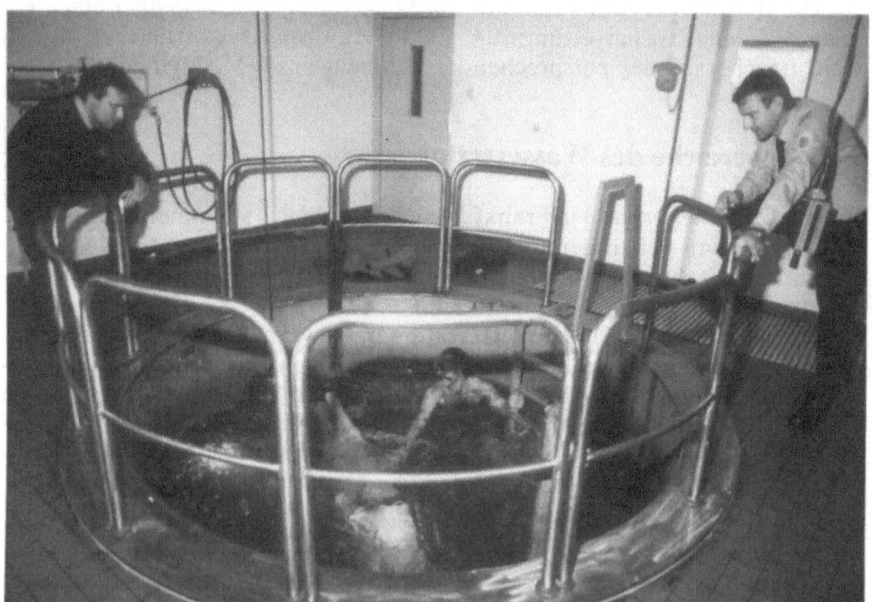

Abb. 1. Rettungsübungen aus über 10 m Wassertiefe im Tauchturm

meistergehilfen; Durchführung der Schwimmausbildung bei Grundausbildungslehrgängen der Berufsfeuerwehr.

Personal

Besatzung des Wasserrettungszuges 1/3; dazu auf der Bundeswasserstraße Main das Feuerlöschboot; für die weitere personelle Verstärkung das Hilfeleistungslöschfahrzeug (HLF) der Feuerwache 3 (Taucherreserve und Bootsbesatzung der Rettungsboote), bei Bedarf Rettungstransportwagen (RTW), Notarztwagen (NAW) oder Rettungshubschrauber (RTH).

Insgesamt sind an der Feuerwache 3 in Frankfurt am Main 40 Taucher, davon sind 12 Lehrtaucher.

Ausrüstung des Wasserrettungszuges (Abb. 2)

Taucherwagen
Tauchgeräte:

Leichttauchgeräte	(PA) 38/2800 5mal
Schlauchtauchgeräte	PL 70/A 2mal
Helmtauchgerät	DM 220/2 1mal

Naß- und Trockentauchanzüge mit Zubehör; Taucher-Dekompressionskammer (bis 5,5 bar[1]) zur Sicherung der Tauchereinsätze. Tauchertelefon, Atemluftkompressor, Generator, Lichtmast, Schlauchboot, Taucherwerkzeuge.

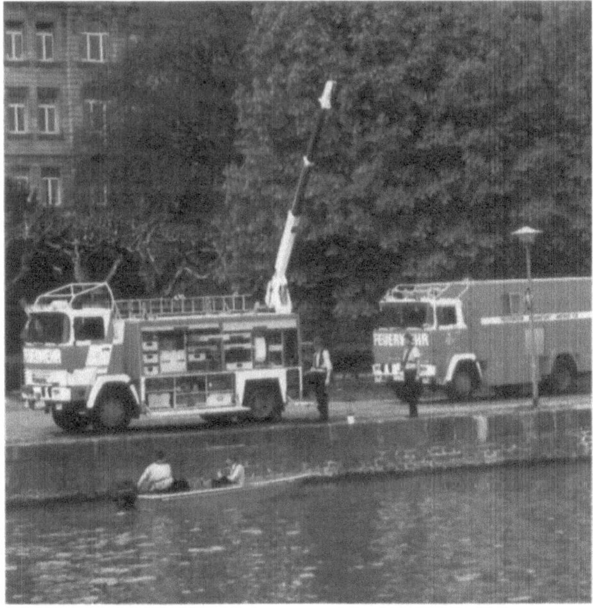

Abb. 2. Wasserrettungszug der Feuerwehr

[1] 1 bar = 10^5 Pa.

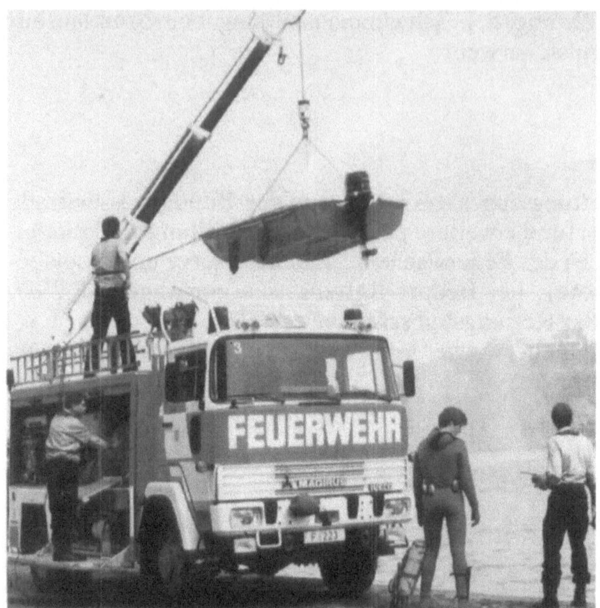

Abb. 3. Bootswagen der Feuerwehr

Rettungsboot, Winde (5 t), Kran bis 3,5 t, Generator, Lichtmast, Ölsperren (50 m) und Zubehör, Sicherungsgeräte für Einsätze auf Bundeswasserstraßen, Korbtrage, Warnflaggen, Endlosseile, Bergungsgeräte, Kälteschutzanzüge, Schlauchboot. Zusätzlich steht ein Bootstrailer mit einem Rettungsboot zur Verfügung.

Die Wasserrettung der Bundeswehr

F. Flechsig und K. Ocker

Wasserrettung heißt für die Marine Rettung durch den SAR-Dienst, wobei SAR für „Search and Rescue" steht.

Im Jahre 1958 trat die Bundesrepublik dem Luftfahrtabkommen der „International Civil Aviation Organisation", auch kurz ICAO genannt, bei. Seitdem besteht der SAR-Dienst der Marine. Die SAR-Hubschrauber gehören seit 1966 zum Marinefliegergeschwader 6 in Kiel-Holtenau. Außenstellen befinden sich in Westerland auf Sylt sowie auf Borkum und auf Helgoland. Das Einsatzgebiet erstreckt sich von der mittleren Nordsee bis in die Höhe von Bornholm.

Nord- und Ostsee sind beliebte Urlaubsgebiete und ermutigen insbesondere im Sommer zu Segelsport, Surfen und Schlauchbootfahren. Hierbei führen schlechtes Wetter, ablandiger Wind und Leichtsinn nicht selten zu Notfällen.

Die Rettung dieser in Not Geratenen sowie die von akut Erkrankten auf Fährschiffen, Angelkuttern und privaten Yachten machen mittlerweile 80% aller SAR-Einsätze aus, der Rest der Einsätze kommen aus dem militärischen Bereich.

Vom Typ Sea-King sind 3 SAR-Hubschrauber ständig einsatzbereit, und zwar von 7.30 Uhr bis Sonnenuntergang in einer Viertelstundenbereitschaft; dies bedeutet, daß sie nach Eingang des Alarms binnen 15 min in der Luft sind, tatsächlich wird diese Zeit fast immer unterschritten. Nach Sonnenuntergang stehen die SAR-Hubschrauber in einer Einstundenbereitschaft, jedoch beträgt hier die Zeit bis zum Start meist nur ca. 30 min.

Einsatzleitstelle für die SAR-Maschinen der Marine ist das „Rescue Coordination Center", auch kurz RCC, in Glücksburg; für die SAR-Maschinen der Luftwaffe ist das RCC in Goch zuständig.

Nun einige technische Angaben bezüglich der Rettungshubschrauber: Die Sea King hat 2 insgesamt 3000 PS starke Turbinen. Damit erreicht sie eine Maximalgeschwindigkeit von ca. 230 km/h bei einer Reichweite von 1000 km. Dies entspricht einem Einsatzradius von Kiel bis Hoek van Holland, Oslo oder Danzig und zurück. Die Hubschrauber können ca. 6 h in der Luft bleiben, ohne aufzutanken.

Dies erscheint auf den ersten Blick für Rettungsmanöver völlig ausreichend, jedoch ist zu bedenken, daß Einsätze über See häufig langwieriges Suchen und Rettungsmanöver mit hohem Energieverbrauch mit sich bringen. Zur Zeit des Starts weiß man oft nur recht wenig über die Verhältnisse, die man an der Einsatzstelle vorfindet.

Die Sea King ist ein Allwetterluftfahrzeug und fliegt bei Nacht und Nebel, ebenso wie bei Schneesturm und Windstärke 12. Nur gefrierender Regen, Eisbildung und ungünstigere Wetterlagen können den Einsatz verhindern.

Mit Hilfe einer leistungsfähigen Navigations-, Ortungs- und Fernmeldeausrüstung kann auch das kleinste Schlauchboot aufgefunden werden.

Eine Rettungswinde ermöglicht mit einer Tragfähigkeit von 270 kg das Absetzen des Arztes oder anderer Retter auf einen Havaristen und das Abbergen von Verletzten. Der für den Krankentransport umgerüstete Hubschrauber kann entweder 6 Liegendverletzte oder 19 Personen sitzend transportieren.

An dieser Stelle noch eine Bemerkung zu den Kosten des SAR-Hubschraubers: ein Einsatz mit der Sea-King kostet pro Stunde ca. 6000 DM. Dies sollte man vergleichen mit dem Kostenaufwand für einen normalen Rettungshubschrauber, der bei ca. 1500–1800 DM/h liegt.

Zur Besatzung der Sea-King: An Bord befindet sich ein Pilot, ein Kopilot, ein Navigator sowie ein Bordmechaniker, der in der erweiterten Ersten Hilfe ausgebildet ist. Ein ständig mitfliegender Notarzt befindet sich lediglich in der Kieler SAR-Maschine.

Zur persönlichen Schutzausrüstung der Besatzung gehören bei kalter Witterung und Nacht zusätzlich zur üblichen Fliegerkombi noch ein Kälteschutz-

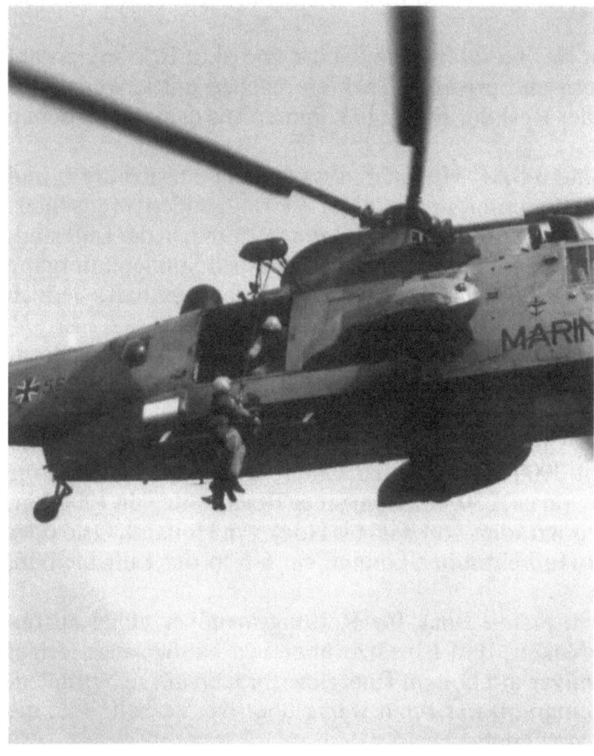

Abb. 1. Absetzen des Retters aus dem Hubschrauber

anzug mit Unterzeug sowie eine Schwimmweste. Dadurch wird die Beweglichkeit des Retters im Einsatz nicht gerade gefördert. Die Kommunikation zwischen abgesetztem Retter und Hubschrauber ist durch einen sog. Winchman-Helm mit Kehlkopfmikrofon möglich.

Die medizinische Ausrüstung stellt, wie bei allen Rettungsmitteln, einen Kompromiß zwischen Bedarf und Platzangebot dar. Dazu gehören: eine Beatmungs- und Absaugeinrichtung, ein EKG mit Defibrillator, eine Vakuummatratze, 200 l O_2, Verbandmaterial, Verbrennungsfolien, Infusionslösungen, ein Katastrophenpaket für Großeinsätze sowie 2 Arztkoffer mit Intubationsgerät und Notfallmedikamenten. Das gesamte Material kann zum Schiff hinuntergelassen werden.

Die Rettung über See birgt spezifische Probleme, die bei der landgebundenen Rettung, ob mit RTW, NAW oder Rettungshubschrauber, nicht gegeben sind.

Langwieriges Suchen des Verunfallten kommt nicht nur bei schlechter Witterung vor. Ortsangaben wie: „Verletzter auf Segelboot mit 2 weißen Segeln" sind nicht selten. Nach Erreichen des Einsatzortes stellt sich ebenfalls im Gegensatz zu den meisten landgebundenen Einsätzen die Frage, wie bringt man den Retter zum Verletzten und wie birgt man den Verletzten.

Grundsätzlich stehen hierfür 4 Bergesysteme zur Verfügung:

1) Die Schlinge, das am meisten eingesetzte Bergemittel, wird verwendet, um den Retter auf das Schiff abzusetzen und bewußtseinsklare, nicht aber traumatisierte Verletzte heraufzuziehen. Bei ungünstigen Witterungsverhältnissen und starker See ist die Schlinge das bevorzugte System.
2) Die Winschhose wird benutzt, um den Retter zum Verunfallten herabzulassen und die Person im sog. Doppelwinschverfahren zu bergen. Bei schwerer See und hilflosen Personen ein oft ausgeübtes Verfahren.
3) Mit dem Bergekorb können Personen geborgen werden, für die ein Rettungsmanöver mittels Schlinge nicht in Frage kommt, z.B. Kinder, stärker Traumatisierte oder Unterkühlte. Der Korb kann direkt aus dem Wasser begangen werden.
4) Der Stretcher stellt das letzte Rettungsmittel dar und ist für eine Bergung Schiff–Helikopter geeignet. Die Person wird im Stretcher fixiert und liegend in den Helikopter geholt. Er eignet sich auch für sehr stark agitierte oder traumatisierte Patienten.

Sie können sich jedoch vorstellen, daß die Bergung mittels Stretcher von einem kleinen Fischerkutter mit seinen verschiedenen Aufbauten bei einer Wellenhöhe von 5–10 m ein äußerst kompliziertes, wenn nicht gar unmögliches Manöver darstellen kann.

Die Entscheidung über die Art des Rettungsmittels trifft der Hubschrauberführer zusammen mit dem Arzt, der über Funk im Winchman-Helm mit ihm in Verbindung steht.

Der Retter ist bei den SAR-Einsätzen über See vor eine Vielzahl von speziellen Problemen gestellt. Von der Primärversorgung des Verletzten über Diagnostik und Bergung ist er nur auf sich allein angewiesen. Wer schon einmal auf einem kleinen Schiff bei schlechtem Wetter zur See gefahren ist, kann sicher nachvollziehen, wie schwierig unter solchen Verhältnissen zum Teil invasive Maßnahmen sind. Intubations- und Injektionsvorgänge werden zu akrobatischen Übungen. Hinzu kommt, daß sehr oft nicht der Kapitän als letzter das sinkende Schiff verläßt, sondern der Retter.

Glücklicherweise ist das Gros der ca. 700 Einsätze pro Jahr von Erfolg gekrönt. Ob es der Infarkt auf einer Fähre, das vom Arzt versorgte Coma diabeticum oder der polytraumatisierte Maschinist eines Frachters ist.

Hervorzuheben ist die gute Zusammenarbeit mit der Deutschen Gesellschaft zur Rettung Schiffbrüchiger, die besonders häufig im Sommer bei der Suche nach Surfern und Luftmatratzenkapitänen vorkommt. Bewährt hat sich auch das Konzept des Einsatzes eines Arztes im SAR-Hubschrauber, jedoch ist dies im Moment leider nur in Kiel möglich.

Physiologische und physikalische Ursachen von Tauchunfällen

H.-J. Füßl

Der Mensch ist in seiner Evolution zu einem Landlebewesen geworden. Für diesen Lebensraum ist er gut adaptiert. Im und insbesondere unter Wasser wird seine Aufenthaltsmöglichkeit zeitlich stark begrenzt; in Apnoe erreichen wir mit viel Training 3–4 min; durch Zuhilfenahme technischer Geräte läßt sich diese Zeit wesentlich verlängern, z.B. im Sporttauchbereich auf Stunden und in der Off-shore-Technik auf Wochen. Wenn sich der Mensch aber in eine für ihn unnatürliche Umgebung begibt, muß er sich nach den dort herrschenden, anderen physikalischen Gesetzen richten (Abb. 1).

Die Veränderungen im Bereich Optik und Akustik beeinträchtigen die Gesundheit des Tauchers nicht unmittelbar. Anders die veränderte Wärme-

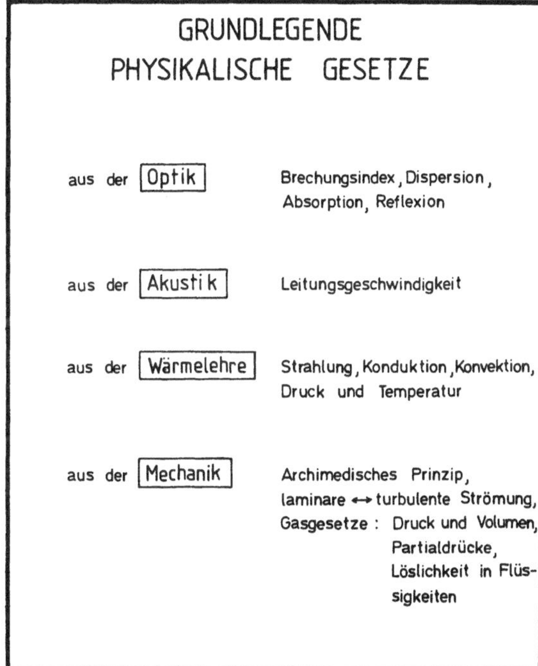

Abb. 1. Schema der für das Tauchen grundlegenden physikalischen Gesetze

[1] 1 bar = 10^5 Pa.

leitfähigkeit des Wassers, die je nach Wassertemperatur, Dauer des Aufenthaltes im Wasser und Ausrüstung des Tauchers (ohne Kälteschutz, mit Naßtauchanzug oder mit Trockentauchanzug) zu einer raschen oder langsamen Oberflächenunterkühlung führt. Das entscheidende physikalische Phänomen beim Tauchen ist der pro 10 m Wassersäule um 1 bar[1] zunehmende Druck. Dieser Druck wirkt sich kaum auf Flüssigkeiten aus, da Flüssigkeiten nicht kompressibel sind, sondern nur Gase. Der Taucher wird also durch den Wasserdruck nicht kleiner, jedoch werden die luft- und gasgefüllten Hohlräume in und um seinen Körper komprimiert. Diese Auswirkungen des Drucks auf Gase finden ihre Gesetzmäßigkeiten in den Gesetzen von:

- Boyle-Mariotte,
- Dalton,
- Henry.

Diese 3 Gesetze sind Voraussetzung, um die nachfolgenden Beiträge über das Barotrauma, Druckkammerbehandlung, Atemgasintoxikation und Transportwege des verunfallten Tauchers verstehen zu können.

Das Gesetz von Boyle-Mariotte

Dieses Gesetz gibt Auskunft über die Wechselbeziehung zwischen Druck und Volumen (Abb. 2). Hält man eine Fahrradpumpe am Auslaß zu, steigt die

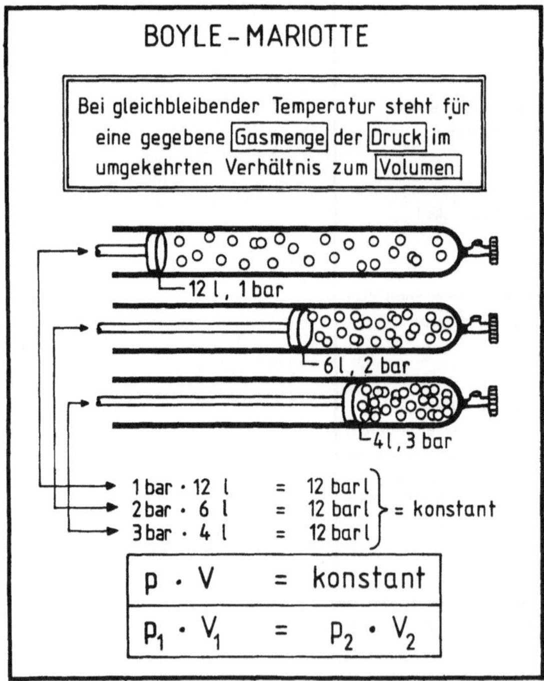

Abb. 2. Darstellung des Boyle-Mariotte- Gesetzes

Gegenkraft des Kolbens beim Hineindrücken erst wenig und dann immer stärker pro cm Kolbenvortrieb an.

Genaue Versuche haben nun ergeben, daß das Produkt aus dem Druck (p) und dem Volumen (V) immer einen konstanten Wert ergibt. Mathematisch ausgedrückt lautet die Formel dafür:

$$p \cdot V = \text{const.}$$

Wenn man z.B. ein Gefäß mit 12 l bei normalem atmosphärischem Druck – also 1 bar – füllt, ergibt dies:

$$p\,(1\text{ bar}) \cdot V\,(12\text{ l}) = 12\text{ bar} \cdot \text{l}.$$

Erhöhen wir den Druck auf das Doppelte (also 2 bar), wird das Volumen auf die Hälfte verringert. Aber auch in dieser Formel bleibt das Produkt aus Volumen und Druck der konstante Wert von 12 bar · l.

$$p\,(2\text{ bar}) \cdot V\,(6\text{ l}) = 12\text{ bar} \cdot \text{l}.$$

Bei einer Erhöhung des Drucks auf das Dreifache, wird das Volumen auf ein Drittel verringert usw.

Umgekehrt nimmt das Volumen in dem Maße zu, in dem der Druck abnimmt. Beim Tauchen ohne Gerät wird also die Lunge, beim Tiefer-Tauchen durch den zunehmenden Wasserdruck immer mehr zusammengedrückt. Innerhalb der Beweglichkeitsgrenzen der Lungen stellt dies keine Gefährdung dar (s. Barotrauma). Beim Tauchen mit Gerät aber wird mit jedem Atemzug die Lunge über den Lungenautomat mit dem Druck gefüllt, der in der jeweiligen Tiefe herrscht. Wird beim Auftauchen (nachlassender Umgebungsdruck!) die Luft nicht abgeatmet, käme es infolge der Volumenzunahme zu einer Lungenschädigung (s. Barotrauma).

Das Gesetz von Dalton

Das Gas, das wir beim Tauchen atmen, ist Luft (Ausnahmen: Sauerstoffkreislaufgeräte im militärischen Bereich; künstliche Gasgemische wie Heliox oder Trimix in der Off-shore-Technik). Luft ist ein Gasgemisch aus Stickstoff, Sauerstoff und Restgasen wie Kohlendioxid und Edelgasen (Abb. 3).

Die Teildrücke dieser einzelnen Gase verhalten sich in dem Gasgemisch (Luft) zahlenmäßig genauso wie ihre Volumenanteile. Die Summe aller Teildrücke muß schließlich wieder den Gasgesamtdruck ergeben. Beim Tauchen erhöht sich mit jeweils 10 m Wassertiefe der Druck um 1 bar und damit erhöhen sich auch die Teildrücke der einzelnen Gasbestandteile (Tabelle 1).

Während wir also an der Oberfläche (1 bar) einen N_2-Partialdruck von 0,78 bar haben, steigt dieser Teildruck auf 3,12 bar an in 30 m Wassertiefe. Mit steigendem Teildruck besteht die Gefahr einer Vergiftung durch das einzelne Gas (Atemgasvergiftungen).

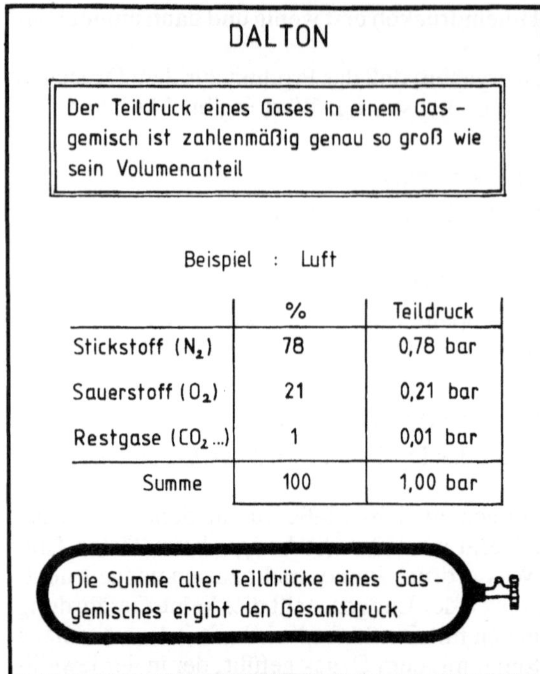

Abb. 3. Darstellung des Dalton-Gesetzes

Tabelle 1. Änderung des Teildrucks der einzelnen Gase in der Gesamtgasmenge mit zunehmendem Gesamtdruck

Gas	Teildruck bei einem Gesamtdruck: 1 bar (Oberfläche)	2 bar (10 m)	3 bar (20 m)	4 bar (30 m)
Stickstoff	0,78	1,56	2,34	3,12
Sauerstoff	0,21	0,42	0,63	0,84
Restgase	0,01	0,02	0,03	0,04

Das Gesetz von Henry

Das 3. wichtige Gasgesetz für den Taucher ist das Gesetz von Henry (Abb. 4). Es besagt, daß sich Gase, die sich über einer Flüssigkeit befinden, in dieser Flüssigkeit lösen. Dieser Lösungsvorgang ist abhängig von der Zeit, dem Druck des Gases, der Temperatur, dem Löslichkeitsfaktor und der Kontaktfläche. Wenn man die Zeit sehr verlängert, wird schließlich eine vollständige Sättigung eintreten.

Das heißt, es treten in diesem Zustand genauso viele Gasmoleküle in die Flüssigkeit ein, wie Moleküle wieder aus der Flüssigkeit heraustreten. Beim doppelten Gasdruck wird aber somit die doppelte Gasmenge physikalisch

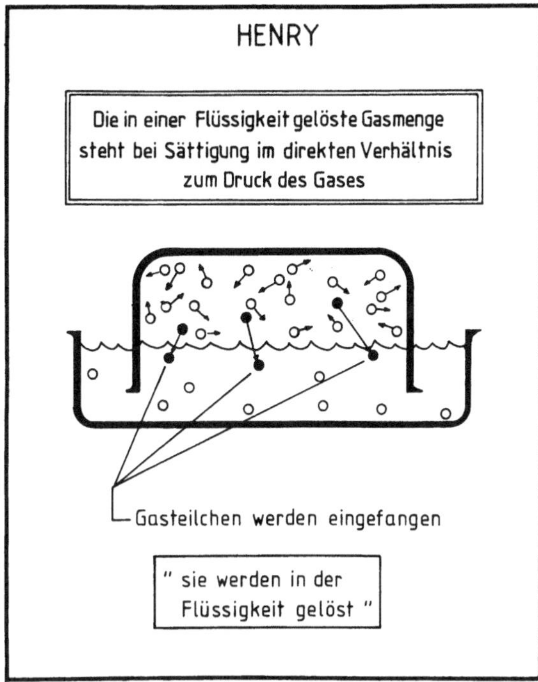

HENRY
Gasteilchen treten wieder
aus der Flüssigkeit aus.
Sättigung
ist, wenn die Anzahl der eintretenden gleich
der Anzahl der austretenden Gasteilchen ist
die gelöste Menge ist gleichbleibend
jedoch
bei doppeltem, dreifachem,...Gasdruck wird
die doppelte, dreifache,...Gasmenge gelöst

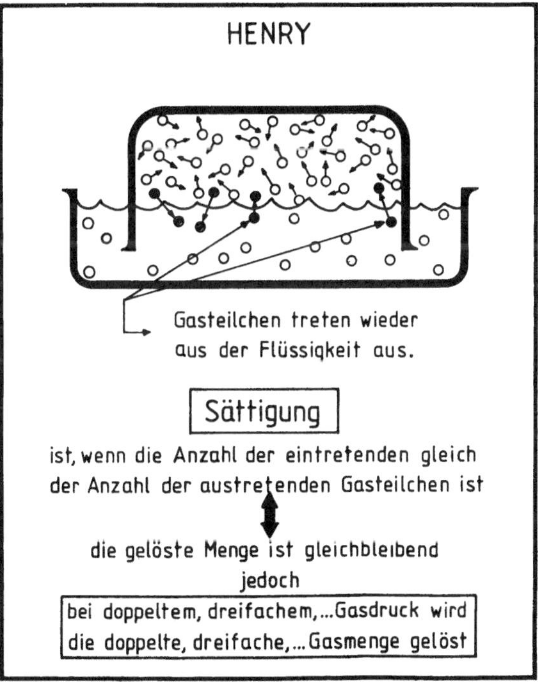

Abb. 4a, b. Darsteilung des Henry-Gesetzes

gelöst. Wenn wir uns den Stickstoff betrachten so wissen wir, daß er in der Luft zu ca. 80% enthalten ist. Stickstoff ist für den Stoffwechsel ohne Bedeutung, da er keine Bindung eingeht.

Wenn wir unsere Lungen vereinfacht als eine Gasmenge (luftgefüllte Alveolen) über einer Flüssigkeit (das Blut in den Blutgefäßen) vorstellen, dann ist im Laufe des Lebens eine Sättigung aller Gewebe mit Stickstoff eingetreten – entsprechend dem Partialdruck von Stickstoff an der Oberfläche also mit 0,78 bar.

Beim Tauchen steigt mit zunehmender Tiefe der Umgebungsdruck und somit auch der Luftdruck in unseren Lungen, d.h. wir haben jetzt einen höheren Partialdruck von Stickstoff in der Atemluft (z.B. in 30 m von 3,12 bar) als in unserem Gewebe (0,78 bar). Folglich wird Stickstoff aus der Atemluft in das Blut und auf dem Blutweg in das Gewebe eindringen. Unser Körper wird mit Stickstoff aufgeladen. Die gelöste Menge hängt schließlich mit dem Druck und der Einwirkungsdauer dieses Drucks ab.

Steigt der Taucher jedoch zur Wasseroberfläche auf, so müssen die aufgenommenen Moleküle auf demselben Weg, auf dem sie in den Körper hineingekommen sind, wieder daraus entweichen; d.h., der Stickstoff diffundiert aus den Geweben ins Blut, wird mit dem Blut zur Lunge transportiert und dort abgeatmet.

Während die Schnelligkeit, mit der die Aufsättigung erfolgt, ohne Auswirkung ist, muß die Entsättigung langsam und evtl. unter Einhaltung von Austauchstufen erfolgen.

Werden diese Austauchzeiten und die Auftauchgeschwindigkeit nicht korrekt eingehalten (Panikaufstieg), kann dies zu einem Dekompressionsunfall führen (s. Dekompressionskrankheit, S. 17).

Literatur

Sporttaucherhandbuch des Verbandes deutscher Sporttaucher, Gründgenstr. 18, 2000 Hamburg 60

Ausbildungsfolien des Verbandes deutscher Sporttaucher, Gründgenstr. 18, 2000 Hamburg 60

Ehm OF (1974) Tauchen – noch sicherer. Müller Rüschlikon, Zürich Wien

Holzapfel RB (1982) Praxis der Tauchmedizin. Thieme, Stuttgart

Dekompressionskrankheit

H.-J. Füßl

Der Stickstoff diffundiert infolge des erhöhten Drucks in das Gewebe (Gesetze von Dalton und Henry) und führt hier – wenn der Umgebungsdruck nicht entsprechend langsam verringert wird – zur Dekompressionskrankheit (Druckfallkrankheit, Caissonkrankheit, Taucherkrankheit; Abb. 1).

Die Bezeichnung „Caisson" kommt aus dem Französischen und bedeutet „Kasten". In diese Taucherkästen, die keinen Boden hatten, wurde über einen Schlauch durch die Decke Luft gepumpt, so daß man unter Wasser im Trockenen Arbeiten ausführen konnte. Wurden nach Stunden die Arbeiter wieder hochgeholt, waren nicht selten, die im folgenden noch darzustellenden Krankheitssymptome aufgetreten, die z.T. tödlich endeten.

Erst Haldane postulierte einen Zusammenhang mit dem Auftreten der Symptome und der Arbeit unter Druckluft. Er entwickelte empirisch die ersten Dekotabellen, die auch heute noch die Grundlage der Berechnung sind.

Ursache für eine Dekompressionskrankheit ist der ausperlende Stickstoff, vergleichbar dem Ausperlen des Kohlendioxids bei dem Öffnen einer Sektflasche. Diese Stickstoffblasen können also in allen Geweben des Körpers entstehen und werden, wenn sie eine gewisse Größe erreicht haben, dann organspezifische Symptome hervorrufen (Abb. 2a, b und 3a, b).

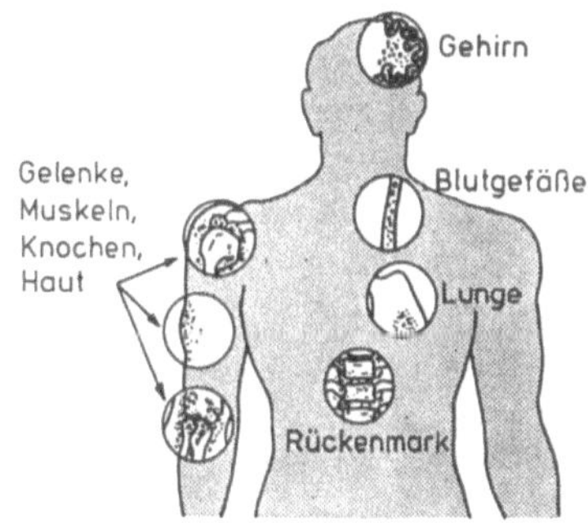

Abb. 1. Ursache der Caissonkrankheit (VDST)

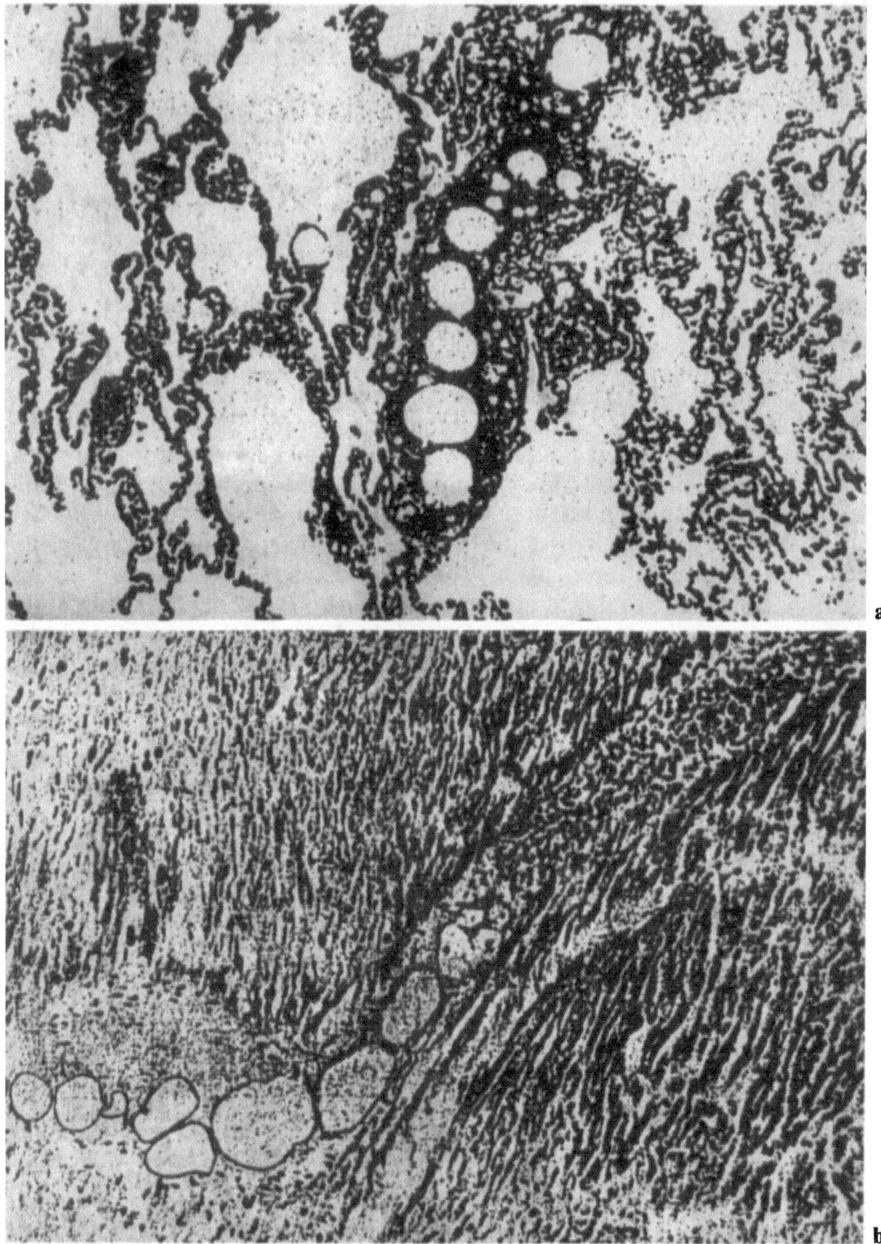

Abb. 2a, b. Mikroskopische Darstellung perlschnurartiger N_2-Bläschen in einer Verzweigung der Lungenarterie **(a)** und in einem Muskelgefäß **(b)** bei der Caissonkrankheit. (Aus *Tauchmedizin*, Bd. 2)

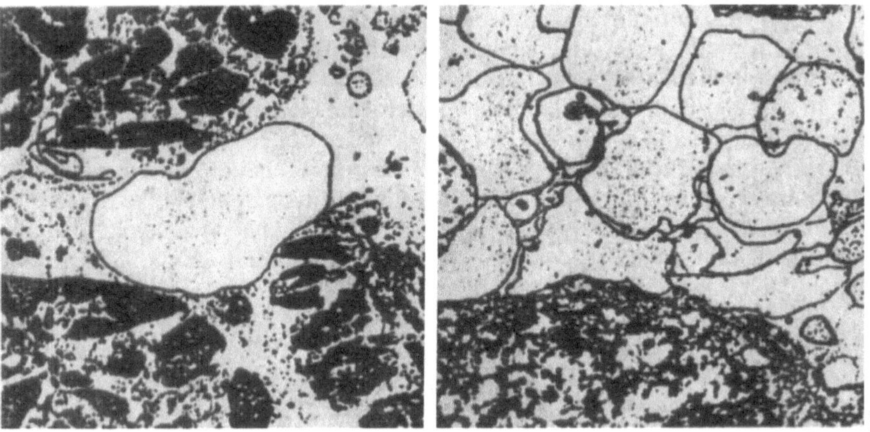

a b

Abb. 3a, b. Elektronenmikroskopische Darstellung **a** einer großen Gasblase in einem Herzmuskelgefäß (Vergr. 2500 : 1); **b** dicht gelagerte N_2-Blasen im lockeren Bindegewebe, wodurch die ortsständige Bindegewebestruktur auseinandergedrängt wurde (Vergr. 1500 : 1). (Aus *Tauchmedizin,* Bd. 2)

Die Erscheinungen teilt man ein in die akuten und in die chronischen Dekompressionserscheinungen. Bei der akuten Caissonerkrankung unterscheidet man zwischen Erscheinungen, die man zum Typ I bzw. zum Typ II zusammenfaßt, wie sie in folgender Übersicht dargestellt wurden.

Typ I (Leitsymptom Schmerzen)

1) Hauterscheinungen:
intensiver Juckreiz in einem oder mehreren Hautbezirken *„Taucherflöhe"*, fleckige Haut;

2) Gelenk- und Muskelschmerzen:
Schmerzen v.a. in den Schulter-, Ellenbogen- und Handgelenken *„Bends"*;

3) Lymphbahnveränderungen (selten):
schmerzhafte Schwellungen im Gesicht-, Brust- oder Bauchhautbereich (Apfelsinenhaut).

Typ II (Störungen des Nervensystems/ZNS, Störungen der Atmung)

1) Hirn- und Rückenmarkschädigungen:
Schwindel, Sehstörungen, Bewußtlosigkeit;
Lähmungen, Muskelschwäche, Reflexstörungen;

2) Innenohrschädigungen:
Schwindel, Gleichgewichtsstörungen, Übelkeit, Erbrechen, Ohrgeräusche, Gehörverlust;

3) Lungenschädigungen:
extreme Kurzatmigkeit, schneller Puls (O_2-Mangel), blaue Lippen, Schmerzen in der Brust *„Chokes"*.

Der Typ I ist dadurch charakterisiert, daß der Schmerz das einzige Symptom ist. Er kann in verschiedenen Geweben auftreten und ist Folge von lokaler Gewebeschädigung durch Gasblasenbildung.

In 75% der Fälle betreffen die Symptome die Gelenke, in 20% die Haut, in 5% sind Schmerzen verbunden mit Verschlüssen der Lymphbahnen.

Haben sich Stickstoffblasen im Gelenkbereich gebildet, kommt es infolge der Schmerzen zu einer reflektorischen Ruhigstellung der Gelenke. In schweren Fällen sind die Schmerzen so heftig, daß die Gelenke in gebeugter Schonhaltung gehalten werden, was mit der Fachbezeichnung „Bends" (aus dem Englischen to bend, beugen) bezeichnet wird.

Die Hauterscheinungen gehen mit Juckreiz in einen oder mehreren Hautbezirken einher, verbunden mit einer Marmorierung der Haut. In der Taucherspache werden diese Erscheinungen auch als „Taucherflöhe" bezeichnet. Bei den Lymphbahnverschlüssen kommt es zu Ödemen, die z.T. sehr schmerzhaft sind.

Unter dem Typ II werden alle ernsteren Erscheinungen der Dekompressionskrankheit zusammengefaßt. Hierbei sind das zentrale Nervensystem (Gehirn, Rückenmark) und die Atmung betroffen. In einem Drittel der Fälle sind Dekompressionskrankheiten des Typ II mit Gelenkschmerzen (Typ I) kombiniert.

Die Störungen der Atmung machen sich durch einen brennenden Schmerz hinter dem Brustbein bemerkbar, der in der Taucherspache als „Chokes" (Aus dem Englischen to choke, ersticken) bezeichnet wird. Diese Beschwerden sind atemabhängig. Meist stellt sich zusätzlich Hustenreiz ein. Infolge der schmerzhaften Atmung erfolgt nun nur noch eine flache Atmung, die zu einem Mangel an Sauerstoff im Gewebe führen kann und dann oft in einen Schockzustand mündet. Die Schädigungen am Nervensystem sind sehr vielgestaltig. Je nachdem, an welcher Stelle es infolge der Gasblasenbildung zu einer Leitungsstörung gekommen ist, werden sich Nervenausfälle zeigen. Bei einer Störung im zentralen Steuerorgan, dem Gehirn, kann es zu Lähmungen einer Körperseite (sog. Halbseitenlähmung) kommen. Am Unfallort kann es mitunter schwierig sein, eine Differenzierung zwischen einem Barotrauma infolge einer Lungenüberdehnung oder eines Lungenrisses und einer Dekompressionskrankheit zu treffen, da Luft- oder Gasembolien im ZNS dieselben Symptome hervorrufen. Bilden sich – was häufiger ist – Gasblasen im Rückenmark, so ist die Nervenleitung erst ab hier für das entsprechende Versorgungsgebiet unterbrochen. Es wird dann zu einer symmetrischen Blockierung des Nervenbaums im Sinne einer Querschnittslähmung kommen, die je nach Höhe im Rückenmark zu einer Lähmung der Beine oder auch zusätzlich der Arme führt. Neben diesen motorischen Bahnen, über die die Bewegungen ausgelöst werden, gibt es in unserem Nervensystem auch sensible Bahnen, die die Tastempfindlichkeit, Schmerz und Wärme weiterleiten. Diese Funktionen können gleichzeitig oder allein gestört sein, je nach Sitz der Gasblasenbildung im Rückenmark. Dementsprechend sind die klinischen Erscheinungen wechselnd von einem Gefühl als Kribbeln oder Nadelstechen bis zur völligen Unempfindlichkeit und von einem Schwächegefühl, z.B. im Bein bis zu einer kompletten Lähmung. Während die Erscheinungen der akuten Caissonerkrankung fast ausschließlich in den ersten 2 Stunden nach dem Tauchgang

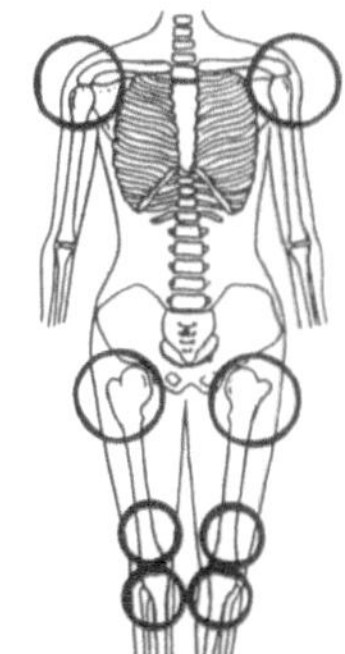

Abb. 4. Schäden der chronischen Caissonkrankheit (VDST)

auftreten, werden die Schäden einer chronischen Dekompressionserkrankung erst nach Jahren bemerkt (Abb. 4). Diese Schäden zeigen sich am Skelettsystem und führen zu einer dauerhaften Deformierung (Arthrose) der Gelenke. Ursache dafür sind – so nimmt man heute an – mikroskopisch kleine, im Knochen und Knorpelgewebe entstehende sog. stumme N_2-Bläschen, die im Einzelfall zwar keine Beschwerden hervorrufen, jedoch in der Summierung der häufigen Mikroschädigung im Laufe der Jahre die erwähnten Gelenksveränderungen auslösen.

Folgende Übersicht zeigt die Behandlung der akuten Caissonkrankheit:

---

1) Reanimation:
   bei Ausfall vitaler Funktionen.
2) Richtige Lagerung:
   stabile Seitenlage mit Kopftieflagerung.
3) Sauerstoffatmung
4) Flüssigkeitszufuhr
5) Thromboseprophylaxe
6) Rekompression in einer Behandlungskammer

Die Therapie muß kausal, d.h. auf die Beseitigung der Blasen, gerichtet sein. Deshalb ist der Verunfallte unbedingt in eine Druckkammer zu bringen, wo er unter ausreichend hohen Druck gesetzt werden kann und die Gasblasen dadurch wieder physikalisch in Lösung gehen (s. Dekompression; Abb. 5).

Da eine begehbare Rekompressionskammer (Abb. 6) – von dem Einsatz einer Einmann- oder Zweimanntransportkammer ist prinzipiell abzuraten – nicht an Ort und Stelle zur Verfügung steht, ist mitunter mit langen Transportzeiten zur Behandlungskammer zu rechnen. Wichtig ist, daß der Transport zwar möglichst rasch, aber in erster Linie liegend in Kopftieflage und möglichst erschütterungsfrei vonstatten geht. Das Zeitintervall bis zum Einschleusen in die Rekompressionskammer kann jedoch schon sinnvoll genützt werden.

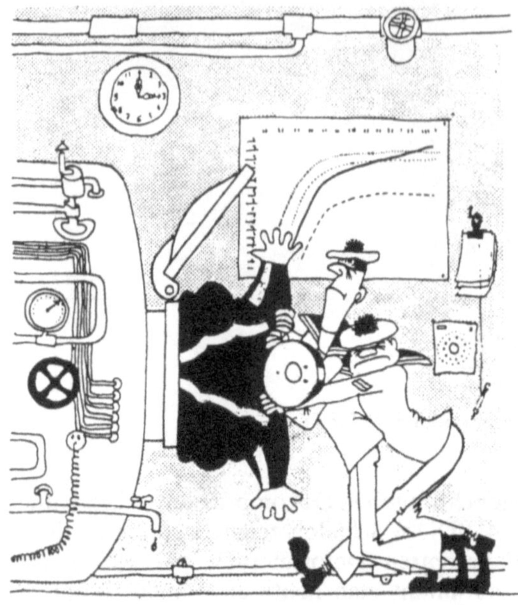

Abb. 5. Rekompressionskammer (VDST)

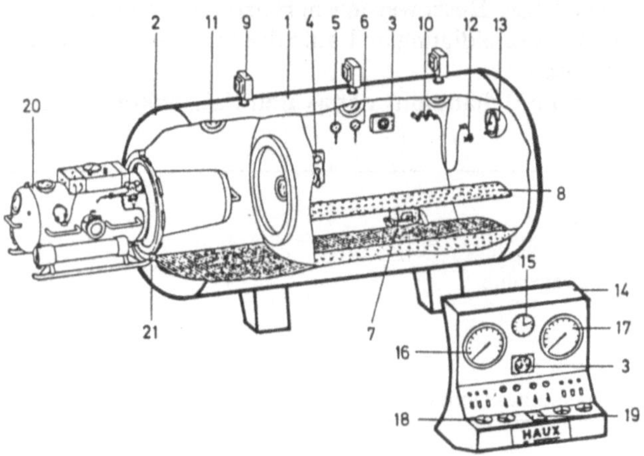

1 Hauptkammer
2 Vorkammer
3 Lautsprecher
4 Telefon
5 Thermometer
6 Manometer
7 interne Steuerventile
8 Bänke
9 Beleuchtung
10 Sauerstoffventile
11 Fenster
12 Sauerstoffatemmaske
13 Versorgungsschleuße
14 Steuerpult
15 Uhr
16 Manometer, Vorkammer
17 Manometer, Hauptkammer
18 Steuerventile
19 Druckschreiber
20 Einmannkammer
21 Bajonettflansch

Abschließend noch einige Erscheinungsformen, die sich nicht mit einer offensichtlichen Mißachtung der Dekompressionsregeln erklären lassen. So kann es in besonders gelagerten seltenen Fällen auch zu Dekompressionserscheinungen kommen, wenn der Tauchgang korrekt nach den Richtlinien beendet wurde. Als Ursache kommen dann z.B. Kälte, individuelle Faktoren oder Durchblutungsstörungen durch zu eng angelegte Bänder und Geräte in Frage.

Aber nicht nur beim Tauchen, sondern auch nach Arbeiten unter Überdruck (z.B. beim Schildvortrieb im Tunnelbau) und bei plötzlichem Druckabfall (z.B. Absprengen der Pilotenkanzel bei Flughöhe in mehreren 1000 m) kann es zu Taucherkrankheitssymptomen kommen.

Literatur

Ausbildungsfolien des VDST (Gründgenstr. 18, 2000 Hamburg 60)

Lippmann J, Bugg S (1989) Handbuch für Taucherunfälle. Springer, Berlin Heidelberg New York Tokyo

Sporttaucherhandbuch des VDST (Gründgenstr. 18, 2000 Hamburg 60)

Tauchmedizin Band 2, Schlütersche Verlagsgesellschaft

Tauchsport (1985) In: Pförringer W, Lohmeyer B, Bür HW (Hrsg) Sport, Trauma und Belastung. Perimed, Erlangen

Tauchunfälle im Schwimmbad

G. Grosch

In diesem Beitrag sind Tauchunfälle zusammengestellt, die auch im Schwimmbad vorkommen können. Zuvor ein Beispiel: Bei einem Streckentauchen hatte ein ehrgeiziger Teilnehmer die vorgegebene Tauchstrecke schon um das anderthalbfache überschritten, als er bewegungslos auf den Beckenboden absank. Er wurde sofort geborgen und nach 2maliger Atemspende setzte die Spontanatmung wieder ein.

Wie kam es zu diesem Tauchunfall? Er kann pathophysiologisch folgendermaßen erklärt werden: Durch die Hyperventilation vor dem Abtauchen wird vermehrt CO_2 abgeatmet. Die CO_2-Spannung im Blut wird herabgesetzt, es kommt zur Hypokapnie. Dadurch wird das Säure-Basen-Gleichgewicht im Blut zur alkalischen Seite verschoben, es entwickelt sich eine respiratorische Alkalose. Diese bewirkt eine Minderdurchblutung des Gehirns durch Engstellung der Hirngefäße. Gleichzeitig kann der Blutdruck absinken. Da die CO_2-Spannung das stärkste Stimulanz für die Atmung ist, kann bei vermehrt abgeatmetem CO_2 der Atemreiz länger unterdrückt werden und es kommt dadurch zu einem verlängerten Luftanhaltevermögen. Die verlängerte Apnoezeit beruht also nicht auf erhöhter O_2-Sättigung des Hämoglobin (Hb) im Blut, wie meist angenommen wird.

Zu der Mangelversorgung des Gehirns mit O_2 durch oben genannte Mechanismen kommt der durch die körperliche Arbeit und Wärmeabgabe im Wasser erhöhte O_2-Verbrauch. Die Hirnzellen reagieren auf die Hypoxie am empfindlichsten und antworten mit unmerklich einsetzender Bewußtlosigkeit. Diese durch die Hypoxie bedingte Bewußtlosigkeit wird auch als *Schwimmbadblackout* bezeichnet. Erste Maßnahme ist die rasche Bergung. Die Atemspende wirkt sich beim Hyperventilationssyndrom durch das erhöhte CO_2 in der Ausatemluft sehr vorteilhaft aus. Wird der Taucher nicht sofort aus dem Wasser gezogen, kommt es zur Aspiration von Wasser mit fatalen Folgen. Auch für das Schwimmbad gilt für Taucher der allgemein gültige Grundsatz: *Tauche nie allein!*

Auch durch Preßatmung kann es im Schwimmbad zur Bewußtlosigkeit kommen. Führt man beim Abtauchen mit der Schnorchelmaske den Druckausgleich in Form eines „Valsalva-Versuches“ durch, so kommt es durch den plötzlichen Druckanstieg in Brust- und Bauchraum zu einer Behinderung des venösen Rückstromes zum Herzen mit resultierendem Blutdruckabfall. Nach Beendigung des Preßdrucks steigt der Blutdruck normalerweise rasch wieder an. Bei Vorgeschädigten oder vegetativ Labilen kann der Blutdruckanstieg länger ausbleiben. Der langanhaltende Blutdruckabfall führt schließlich zum Kreislaufkollaps mit Bewußtlosigkeit.

Die Therapie besteht in rascher Bergung und geeigneter Lagerung.

Unterdruckbarotrauma

Weiter kann es im Schwimmbad zu Unfällen kommen, wenn man die Länge des Schnorchels variiert. Beim Schnorcheltauchen wird Luft unter atmosphärischem Normaldruck eingeatmet. Der intrathorakale Druck entspricht also immer dem Luftdruck. Auf dem Körper lastet der Wasserdruck entsprechend der Schnorchellänge, dadurch kommt es zu einer Druckdifferenz zwischen Wasser und Lunge. In der Lunge entsteht ein relativer Unterdruck. Der Druck des Wassers ist immer höher als der Lungeninnendruck. Es ergibt sich eine Flüssigkeitsverschiebung in den intrathorakalen Raum. Ist der Schnorchel nicht länger als 30 cm, wird der Unterdruck im Brustkorb nicht gefährlich.

Hier ein Beispiel, um die physikalischen Verhältnisse zu erläutern: Verlängert man den Schnorchel auf 60 cm, so liegt auf dem Brustkorb ein Druck von 1,06 bar[1]. Ihm steht der normale atmosphärische Druck in der Lunge entgegen mit einer Druckdifferenz von 0,06 bar. Sie bewirkt die oben erwähnte Flüssigkeitsverschiebung. Es tritt allmählich Gewebsflüssigkeit aus dem umgebenden Gewebe in die Alveolen. Es entsteht ein Lungenödem. Man spricht auch von innerem Blaukommen. Beim Schnorcheln muß man außerdem an den durch das Rohr vergrößerten Totraum denken, der sich verstärkt bemerkbar macht, wenn die Atmung z.B. durch Anstrengung flacher wird. Es kommt zur Pendelatmung. Diese bewirkt eine Anreicherung von CO_2 in der hin und her geatmeten Totraumluft. Es kommt zur CO_2-Vergiftung mit Schläfrigkeit und Bewußtlosigkeit.

Der Vollständigkeit halber muß man die Barotraumen des Gehörgangs, der Eustachi-Röhre und der Nasennebenhöhlen erwähnen. Ein behinderter Druckausgleich betrifft die Kompressions- und Dekompressionsphase. Nicht belüftete Hohlräume können hier entstehen durch z.B. Ohrpfropf, Stöpsel, enge Badehaube, Entzündungen, Schnupfen. Der behinderte Druckausgleich ist immer schmerzhaft und kann auch Blutinjektionen z.B. in das Trommelfell verursachen.

Mit Trommelfellrissen muß man ab 5 m Wassertiefe rechnen; bei vorgeschädigtem Trommelfell auch schon früher. Kommt durch einen Trommelfellriß Wasser in das Mittelohr, so wird durch das kalte Wasser der Lagesinn irritiert und die Orientierung bezüglich oben und unten wird gestört.

Dekompressionsunfälle

Zum Schluß noch einige Bemerkungen zu den Barotraumen der Lunge in Form von Überdruckunfällen. Bei Übungen mit Tauchgeräten im Schwimmbad kommt es bereits bei unvorhergesehenem Notaufstieg mit gasgefüllter Lunge ohne Abatmung aus 1 m zu einem Überdruck von 80 mmHg[2] und es entsteht eine Überdehnung der Lungenbläschen. Kommt gar ein Freitaucher bei Wechselatmungsübungen der Kameraden auf die Idee, sich am Boden des

[1] 1 bar = 10^5 Pa.

[2] 1 mm Hg = 133,32 Pa.

Schwimmbeckens in z.B. 5 m Tiefe aus einem Gerät Luft zu atmen und bedenkt dabei nicht, daß er die Luft unter einem Druck von 1,5 bar eingeatment hat, vergißt demzufolge beim Aufstieg abzuatmen, so haben sich die 5 l Luft (1,5 l Residualvolumen plus 3,5 l Vitalkapazität) an der Wasseroberfläche um das anderthalbfache, also auf 7,5 l ausgedehnt. Gleiches kann bei einem Gerätetaucher in panikartigem Aufstieg oder beim Stimmritzenkrampf geschehen. Durch diese Überdehnung der Lunge kommt es zu zentralen oder peripheren Rupturen. Bei der zentralen Lungenruptur (hilusnah) kann es zu Pneumothorax, Mediastinalemphysem, Blut in dem Bronchialsystem und – wenn reichlich Gas eingeschwemmt wird – zur arteriellen Luftembolie kommen. Die periphere Lungenruptur führt in der Regel zum Pneumothorax, zu Einblutungen in das Bronchialsystem, jedoch nicht zur Luftembolie. Die Symptomatik tritt noch im Wasser oder sofort an der Wasseroberfläche innerhalb von Minuten auf. Dehnungsschmerz im Thorax, Zyanose, Dyspnoe und bei vorhandener Luftembolie neurologische Symptomatik sind feststellbar.

Therapie

Derartige Unfälle sind zunächst symptomatisch und abhängig vom Ausmaß der Schädigung zu behandeln. Sie können das ganze Spektrum der Therapie des respiratorischen Notfalls umfassen. Das wichtigste Ziel bei einer Luftembolie wird jedoch die Verkleinerung und physikalische Lösung der Luftblasen durch sofortige Rekompression in einer Druckkammer sein. In diesem Zusammenhang ein Hinweis auf die Druckkammer der Hessischen Bereitschaftspolizei[3].

Bei einem Stimmritzenkrampf (Laryngospasmus) sollte nach Bergung keine Trachiotomie versucht werden, sondern in Bereitschaft zur O_2-Beatmung abgewartet werden, bis sich der Krampf löst.

---

[3] Mobistar der Fa. Haux, 7516 Karlsbad.

Taucherunfall – Druckkammerbehandlung

G. Klepp

Tauchunfälle sind auf physikalische und biologische Wirkungen, welche Gase im menschlichen Körper ausüben, zurückzuführen. Menschliches Versagen, psychische Fehlverhalten, Panik und grobe Fahrlässigkeit sind wohl die häufigsten Ursachen.

Biophysik

Die Phasen der Kompression, Isokompression und Dekompression werden von der Zeit und der Gaslöslichkeit bestimmt. Die Gesetze von Boyle-Mariotte ($p \times V = \text{konst.}$), Dalton (Summe aller Teildrucke der Gase ergeben den Gesamtgasdruck), Henry (physikalische Löslichkeit von Gasen in Flüssigkeiten), dürfen als bekannt vorausgesetzt werden. Zusätzlich muß die Toxizität des Sauerstoffs unter erhöhtem Umgebungsdruck miteinbezogen werden (Paul-Bert-Effekt = ZNS-Toxizität; Lorrain-Smith-Effekt = Lungentoxizität).

Die Phase der Dekompression birgt die größte Gefahr in sich. Sowohl die Caissontaucherkrankheit als auch das Barotrauma gelten als Folge von Dekompressionsfehlern. Harmlose Taucherflöhe („bends) bis Lähmungen sind Folge mechanischer Verschlüsse im Gefäßsystem durch N_2-Blasen. Rasche Expansion von Gas in den Lungen führt zur Zerreißung des Organs mit folgendem Pneumothorax, Stickstoffembolie und Bewußtlosigkeit (Ertrinken!).

Diagnose und Hilfsmaßnahmen

In der Anamnese nach Tauchunfällen finden sich meist die größten Schwierigkeiten. Bei Befragung der Tauchkameraden werden die verschiedensten Darstellungen des Unfallhergangs geschildert. Wie tief wurde getaucht? Erfolgte ein Notaufstieg? Wurde innerhalb der letzten 12 h mehrmals mit Tauchgerät getaucht? War der Tauchgang genau geplant und berechnet? In der Akutphase des Unfalls bekommt man selten genaue Auskünfte.

Erste Hilfe
Atemwege freimachen, Atmung oder Beatmung mit 100% Sauerstoff über Maske oder Endotrachealtubus, Seitenlagerung mit erhöhten Beinen, Kopf tief – um die Gasblasen in die Beine und nicht in das Gehirn abströmen zu las-

sen. Über einen intravenösen Zugang werden niedermolekulare Dextrane als Infusion und Heparin (10 000 IE) verabreicht. Besteht der Verdacht auf einen Pneumothorax/Spannungspneumothorax, kann eine Notfallsdrainage lebensrettend sein.

Definitive Maßnahmen
Rekompression! Selten stehen am Unfallsort eine Zweimanntransportdruckkammer zur Verfügung. Die Rekompression in einer Einmannkammer entzieht den Verunfallten jeglichen therapeutischen Eingriffen (cave: Aspiration!).

Eigene Erfahrungen

Uns steht im Landeskrankenhaus Graz – Department für Thorax- Hyperbare Chirurgie an der Univ.-Klinik für Chirurgie eine große begehbare und befahrbare Druckkammeranlage zur Verfügung. Diese Anlage besteht aus Operationssaal mit Personenschleuse, Rekompressionsraum und Durchreiche. Alle Räume sind getrennt steuerbar und mit Einrichtungen eines Operationssaales ausgestattet. Den Kontakt nach außen stellen 3 Kommunikationssysteme her – auch in das Telefonnetz.

In den Jahren von 1972–1988 erfolgten über 3000 Kompressionen. Davon 39 Patienten mit Caissonkrankheit, 25 Patienten wurden nach iatrogener Luftembolie rekompremiert. In 92 Fällen lagen CO-Intoxikationen zur Indikation von HBO an.

Bei Tauchunfällen hat sich das von uns durchgeführte Rendezvoussystem bewährt. Telefonische Mitteilung vom Unfallsort – Helikopter mit Taucherarzt an Bord fliegt dem Verunfallten entgegen. Dieser wird mittels Pkw oder in der angeforderten Transportdruckkammer in Richtung Druckkammer gebracht. Die Piloten sind angewiesen, geringstmögliche Flughöhen einzuhalten. So kann der Verunfallte am Transport zur Kammer unterwegs vom Helikopter übernommen werden. Ein Lungenröntgen, ein grobneurologischer Status geben Einblick über die vorliegende Schädigung. Unter HBO (Maske oder Tubus) erfolgt sodann die Rekompression – in Begleitung eines erfahrenen Taucherarztes – zunächst auf 4 bar[1]. Unter Beobachtung der Neurologie und Beschwerden wird nach 90 min rekompremiert. Sollte es zu keiner Besserung der Symptomatik kommen, wird ohne Sauerstoff (cave: Intoxikation) weiter „getaucht". Bei der Dekompression halten wir uns an die Tabellen des US Navy Diving Manual.

Sollte es von den neurologischen Symptomen her erforderlich sein, folgt 12 h später die nächste Kompression auf 4 bar – bei Sauerstoff-O_2-Atmung und zusätzlicher medikamentöser Therapie. Nicht zu übersehen sind die mitunter auftretenden psychischen Durchgangssyndrome – der Verunfallte erlebte im Traum und Angst seinen überlebten Unfall immer wieder.

[1] 1 bar = 10^5 Pa.

Dem Zeitraum Unfall mit Lähmung und HBO sollte an sich keine Grenzen gesetzt werden. So konnten wir bei 6 Patienten mit Lähmungserscheinungen der Extremitäten 3 Tage nach dem Unfallgeschehen noch eine zufriedenstellende Restitutio erzielen – es waren jedoch bis zu 30 HBO-Sitzungen erforderlich.

Zusammenfassend gilt: Der Tauchverunfallte benötigt sofort reine O_2-Atmung/Beatmung evtl. Thoraxdrainage, niedermolekulare Dextraninfusion, Heparin und den schnellstmöglichen Transport zum nächsten hyperbaren Zentrum.

Literatur

Friehs G et al. (1977) Anwendungsmöglichkeiten der Sauerstoffbehandlung in der großen hyperbaren Kammer. Med Klin 72:47

US-Navy (1979) Diving manual 1/2. US Gouvernment Printing – Publishing Department, Washington DC

Cabarrou P (1966) Der Dekompressionsunfall und seine Behandlung. Münch Med Wochenschr 31:1552–1556

Seemann K (1968) Diagnose und Differentialdiagnose der Tauchkrankheiten. Münch Med Wochenschr 110:1793

Ehm OF (1978) Tauchen noch sicherer, 2. Aufl. Müller, Rüschlikon Zürich

Inertgase – Tiefenrausch

G. Klepp

Inertgase wie Helium, Neon, Wasserstoff, Argon, Krypton, Xenon und Stickstoff haben, vom Partialdruck abhängig, alle narkoseähnliche Wirkung. Dabei kommt für den Sporttaucher vorwiegend die narkotische Eigenschaft des Stickstoffes in Betracht! Die narkotische Eigenschaft dieser Inertgase ist direkt proportional zur Lipoidlöslichkeit im Körper und ihren Molekulargewichten.

Eine Summation von Stickstoff, CO_2, Hypoxie, Streß, vermehrter körperlicher Anstrengung als auch Unterkühlung fördert das Auftreten des Tiefenrausches.

Bereits ab 4 bar[1] Umgebungsdruck – bei Preßluftatmung – können individuell und zeitlich verschieden – narkoseähnliche Zustände auftreten. Die eigentlichen Mechanismen im Organismus sind jedoch immer noch nicht restlos erforscht.

Symptomatik

Ähnlich einer Alkoholisierung tritt ein Gefühl der Selbstsicherheit, Selbstüberschätzung, Euphorie und scheinbar gesteigerter Leistungsfähigkeit auf. Erste Anzeichen sind mitunter Dysästhesien im Gesicht („taube Wangen"), Störungen der Gedankenfolge und Reaktion auf äußere Einflüsse. Geübte Verhaltensregeln werden negiert! Folgende Panik oder Apathie führen schließlich zum katastrophalen Ende des Tauchganges (Rekordtaucher!). Zusätzlich kommt es zur Einengung des Gesichtsfeldes (röhrenförmig) – Ohrensausen und zunehmende Benommenheit leiten zur Bewußtlosigkeit und Ertrinken über.

Vorangehender Alkoholkonsum im Taucherlager kann dieses Phänomen sogar nach 24 h noch fördern!

Daneben müssen Meßfehler am Tiefenmesser als technische Komplikationen noch einbezogen werden.

Eigene klinische Erfahrungen

Am Department Thorax- und Hyperbare Chirurgie in Graz führen wir seit Jahren in unserer großen Druckkammeranlage regelmäßig Tauchtauglichkeitsun-

---

[1] 1 bar = 10^5 Pa.

tersuchungen durch. Unter Kontrolle erfahrener Taucherärzte und Überwachung durch den Druckkammertechniker erfolgen derart Trockentauchgänge bis 6 bar. Ab 4 bar kam es jedoch – auch bei erfahrenen Tauchern – zu euphorischen Zuständen. „Alles war zunehmend plötzlich so lustig". Während tabellengerechter Dekompression schwanden diese Zustandsbilder. Die pathophysiologischen Vorgänge sind voll reversibel. Aus vorliegenden Darstellungen wird von uns für Sporttaucher von Tauchgängen über 40 m absolut abgeraten.

Literatur

Bennet PB (1966) The aetiology of compressed air intoxication and inert gas narcosis. Pergamon Press, Oxford New York Toronto

Childs CM (1989) Bewußtlosigkeit bei Tauchern.(Proceedings of Symposion of the European Undersea Biomedical Society, Luxembourg; Katal. Nr. CD-25-78-170-DE-D)

Klepp G et al. (1983) Tiefenrausch – Inertgasnarkose. In: Gertenbrand et al. (Hrsg) Tauchmedizin II. Schlütersche Verlagsanstalt, Hannover (283–293)

Physician's guide to diving medicine (1984) (eds: Shilling CW, Carstone CB, Mathias RA). Plenum Press, New York

Überdruckverletzung (Barotrauma)

K. Koppenhagen

Unter Barotraumen verstehen wir die Folgen von Druckdifferenzen zwischen der Umgebung und luftgefüllten Körperhohlräumen (Mittelohr, Lungen, Nebenhöhlen, Zahnschäden, Magen, Darm).

Alte Nomenklatur: Inneres Blaukommen bei Helmtauchern, äußeres Blaukommen.

So kann es z.B. schon beim normalen Freitauchen durch eine Otitis media nicht zum Druckausgleich zwischen Eustachi-Röhre und Mittelohr kommen. Wird kein Druckausgleich geschaffen, kommt es zur Trommelfellperforation. Durch Labyrinthschädigung erfolgt zumeist Orientierungsverlust, der ohne Hilfe zum Ertrinken führen kann.

Wir unterscheiden *Unterdruck- und Überdruckbarotraumen.* Beim Abtauchen kann es im Bereich der luftgefüllten Knochenhöhlen des Kopfes (Stirnhöhle, Siebbeinzellen, Keilbeinhöhle, Kieferhöhlen, Zellen des Warzenfortsatzes) zu stechenden, reißenden und klopfenden Schmerzen kommen. Immer sind dies Hinweise, daß kein Druckausgleich stattfindet. Überwiegend handelt es sich hierbei um Entzündungen der Schleimhäute mit Schleimabsonderungen, die der ärztlichen Abklärung und Behandlung bedürfen. Diesen als Unterdruckbarotraumen bezeichneten Zuständen stehen beim Auftauchen die Überdruckbarotraumen gegenüber. Von besonderer Bedeutung ist hierbei das Barotrauma der Lunge, da hieraus eine vitale Gefährdung für den Schwimmer bzw. Taucher resultiert.

Der physikalische Hintergrund für die Entstehung des Barotraumas der Lunge ist mit dem Gesetz von Boyle-Mariotte erklärbar. Dieses Gesetz besagt, daß ein vorhandenes Gasvolumen hinsichtlich des Drucks multipliziert mit dem Volumen konstant bleibt ($p \cdot V = \text{const.}$). Für das Tauchen bedeutet das, daß z.B. ein Volumen von 5 l Luft in 10 m Wassertiefe an der Wasseroberfläche einem Volumen von 10 l Luft entspricht. Mit anderen Worten: Beim Auftauchen expandiert die Luft, wird sie nicht genügend abgeatmet, kommt es zu Überdehnung und Ruptur der Alveolen.

Ursachen des Barotraumas der Lunge
Beispiel 1:
Tiefe Inspiration, dann unter Apnoebedingungen tauchen und anschließend schnelles Auftauchen.
Beispiel 2:
Tauchen mit einem überlangen Schnorchel über 30–35 cm.
Beispiel 3:
Luftanhalten beim Aufstieg.

Beispiel 4:
Laryngospasmus, Veränderungen und Erkrankungen im Bereich der Lungen im Sinne eines Asthma bronchiale, Emphysems, Air trapping, Lungenzysten, Bronchitis, pleuritische Verwachsung.

Die Folgen eines Lungenbarotraumas sind abhängig von der Ausdehnung und Lokalisation des Traumas. Unterschieden werden die *zentrale, hilusnahe Lungenruptur* und eine *periphere Lungenruptur.*

Die zentrale, hilusnahe Lungenruptur ist gefolgt von Veränderungen mit Ausbildung eines Pneumothorax, Mediastinalemphysems, Blutungen in das Bronchialsystem und Luftembolie.

Die periphere Lungenruptur ist ebenfalls gefolgt von einem Pneumothorax, Blutungen in das Bronchialsystem, jedoch kein Auftreten einer Luftemboliesymptomatik. Die Symptome des Barotraumas der Lunge treten innerhalb kurzer Zeit noch im oder nach Verlassen des Wassers auf. Klassische Zeichen sind: Thoraxschmerzen, Zyanose, Dyspnoe, Hautemphysem, Hämoptoe und bei Luftembolie Auftreten neurologischer Symptomatik.

Bei Gewebezerreißung der Lunge entsteht die Symptomatik: Dyspnoe, Husten, Hämoptysis, Zyanose.

Bei Haut- und Mediastinalemphysembildung: Hautknistern, Heiserkeit durch Rekurrensparese, bei Anfertigung einer Röntgenaufnahme ist ein breites Mediastinum nachzuweisen.

Bei Auftreten eines Pneumo- und Spannungspneumothorax: hypersonorer Klopfschall, abgeschwächtes Atemgeräusch, Schocksymptomatik.

Beim Auftreten einer Luftembolie kommt es zur Bewußtlosigkeit, Halbseitenlähmung, Sehstörungen, Krämpfe und Atemstillstand.

Die neurologische Symptomatik umfaßt Kopfschmerzen, Benommenheit, Desorientiertheit, Übelkeit, Sehstörungen, Par- und Hypästhesien, Parese, Paralyse, Blasenlähmung, Schwindel, Gangataxie und Hörstörung.

Eine *Differentialdiagnose* muß gegenüber der *Dekompressionskrankheit* gestellt werden. Die Dekompressionskrankheit tritt bei langem Aufenthalt in größerer Tiefe auf und zeigt dann langsam einsetzende, bis zu 12 h danach auftretende Symptome. Beim Barotrauma der Lunge beginnt die Symptomatik zeitunabhängig oft aus geringer Wassertiefe sofort und nimmt innerhalb weniger Minuten einen dramatischen Verlauf.

Die Behandlung des Barotraumas der Lunge ist zunächst symptomorientiert und hängt vom Ausmaß der Schädigung ab. Es kann das ganze Spektrum der Therapie des respiratorischen Notfalls notwendig werden. Bei Vorhandensein einer Luftembolie ist eine Rekompression anzustreben.

Der Vollständigkeit halber sei noch auf das Barotrauma des Magen-Darm-Trakts hingewiesen. Die Symptomatik ist durch abdominelle Schmerzen und Abwehrspannung des Bauchraumes gekennzeichnet. Es ist daran zu denken, daß die Möglichkeit einer Darmruptur besteht und daß anschließend unverzüglich eine chirurgische Versorgung notwendig wird.

Salzwasser- bzw. Süßwasseraspiration

K. Koppenhagen

Trotz unterschiedlicher Zusammensetzung des Süß- und Salzwassers und der daraus abzuleitenden, spezifischen pathophysiologischen Veränderungen ist das klinische Bild beim Beinaheertrinken in beiden Medien ähnlich.

Als Leitmotiv sei bereits zu Anfang darauf hingewiesen, daß folgende Fakten die Reanimationsmaßnahmen bestimmen:

Süß- bzw. Salzwasserertrinken:

Hypoxämie gefährdet den Beinaheertrinkenden;

Sauerstoff und evtl. CPR stehen deshalb an erster Stelle der präklinischen Notfallmaßnahmen;

das klinische Bild ist bei Süß- und Salzwasserertrinken ähnlich.

Da die Hypoxämie nach Beinaheertrinken in Süß- und Salzwasser den Patienten am stärksten gefährdet, steht die Wiederherstellung einer effektiven Ventilation und die Zufuhr von reinem Sauerstoff an erster Stelle der Notfallmaßnahmen. Wird ein Kreislaufstillstand diagnostiziert, so sind die kardiopulmonalen Reanimationsmaßnahmen einzuleiten. Da neuere Untersuchungen zeigen, daß etwa 25% der beinahe ertrunkenen Patienten später ein schweres neurologisches Defizit haben, sollen die Reanimationsmaßnahmen wegen der häufig gleichzeitig auftretenden Hypothermie und der damit günstigeren neurologischen Prognose bis zum Erreichen der normalen Körpertemperatur fortgeführt werden.

Nun zu den pathophysiologischen Veränderungen nach Süß- bzw. Salzwasseraspiration.

Deutliche Störungen des Elektrolyt- und Flüssigkeitshaushaltes treten erst nach Aspiration von mehr als 20 ml/kg KG auf.

Bei 85% aller Ertrinkungsopfer wird jedoch weniger als 10 ml/kg aspiriert. Blutvolumen- und Elektrolytverschiebungen treten also relativ selten auf und erfordern dann zumeist keine spezifische Therapie.

Als pathophysiologische Folgeerscheinung einer Süßwasser- bzw. Salzwasseraspiration von mehr als 20 ml/kg KG kommt es im Falle des Süßwassers zur hypotonen Hyperhydratation und im Falle des Salzwassers zur hypertonen Dehydratation.

Folgender Pathomechanismus ist von der Lunge ausgehend: Das Salzwasser als hypertone Lösung (Osmolarität ist 3mal höher als im Plasma) verursacht eine intraalveoläre Flüssigkeitsansammlung. In der Folge kommt es zur Verminderung der funktionellen Residualkapazität, der Verminderung des alveolokapillären Gasaustausches und da nicht belüftete Alveolen durchblutet werden, zum verstärkten Rechts-links-Shunt.

Weitere Folgen sind: arterielle Hypoxämie, Hyperkapnie und metabolische Azidose soweie eine kardiale Insuffizienz.

Veränderungen im Bereich des Blutvolumens und der Elektrolyte sind folgendermaßen zusammenzufassen:
1) Hypovolämie, Hämokonzentration, Hämolyse.
2) Hyperkaliämie, Hyperkalzämie, Hypernatriämie.

Im Bereich der Lunge sind folgende Veränderungen zu erwarten: Durch Diffusion einer hypotonen Lösung durch die Alveolarmembran in das Interstitium und Blut kommt es zu einer Inaktivierung des Surfactantfaktors (Atelektasebildung), zur Durchblutung nicht belüfteter Alveolen und damit ebenfalls zum Rechts-links-Shunt. Es entsteht ein progredientes, interstitielles Lungenödem und damit wiederum eine arterielle Hypoxämie, eine Hyperkapnie und metabolische Azidose und im weiteren Ablauf eine kardiale Insuffizienz.

Das Blutvolumen und die Elektrolytkonzentrationen verändern sich bei Süßwasseraspiration wie folgt:
1) Hypervolämie, Plasmaverdünnung, Hämolyse;
2) Hyperkaliämie, Hypokalzämie;
3) Anstieg des Natrium- bzw. Kaliumquotienten mit nachfolgendem Kammerflimmern.

Die hämodynamischen Veränderungen beim Beinaheertrinken sind so zusammengefaßt:

Zunächst kommt es während des Ertrinkens zur Hypoxie und Katecholaminfreisetzung. Beides führt zur Tachykardie und arteriellen Hypertonie, die dann von bradykarder Kreislaufstörung und arterieller Hypotonie gefolgt sind und im Kreislaufstillstand enden.

Die akute respiratorische Insuffizienz ist im Gefolge eines Beinaheertrinkens bei der Süß- und Salzwasseraspiration im klinischen Bild ähnlich:

- akute respiratorische Insuffizienz,
- zerebrale Schäden (25% der beinahe-ertrunkenen Patienten haben ein schweres neurologisches Defizit),
- kardiozirkulatorische Störungen,
- Störungen des Elektrolyt- und Flüssigkeitshaushalts.

Nach beiden Ertrinkungsformen kann die Atmung angestrengt und unregelmäßig sein, der Patient ist blaß oder zyanotisch, hustet schaumiges, rosafarbiges Sekret ab.

Auf die hohe Komplikationsrate bei erfolgreicher Reanimation im Sinne eines neurologischen Defizits wurde bereits hingewiesen. Ursache hierfür ist die hypoxische Schädigung während der Asphyxie- und Bergungsphase und ein Hirnödem mit Anstieg des intrakranialen Drucks. Daß trotzdem bei Kindern Asphyxiezeiten bis zu 40 min ohne neurologische Ausfälle beobachtet wurden, beruht auf der extremen Kreislaufzentralisation mit einer Blutumverteilung zugunsten von Herz und Hirn (Tauchreflex) und auf der sich ausbildenden Hypothermie in kaltem Wasser, die den O_2-Verbrauch aller Organe vermindert.

Nach der Bergung können neben einem agitierten Verhalten Krampfanfälle und eine unterschiedlich tiefe Bewußtlosigkeit vorliegen. Der Bewußtseinszustand des Patienten wird mit der sog. „Glasgow Coma Scale" erfaßt. Unter Berücksichtigung der Möglichkeit, die Augen zu öffnen, eine verbale Antwort zu geben sowie motorische Bewegung auf Reiz durchzuführen, entsteht eine Skala beim vollorientierten Patienten mit 15 Punkten und beim tiefbewußtlosen Patienten von 3 Punkten.

Die präklinische Erstversorgung nach einem Ertrinkungsunfall wird wie folgt durchgeführt:

Untersuchungen an beinahe ertrunkenen Menschen,
gleichgültig ob im Süß- oder Salzwasser, ergeben, daß die Störungen des Elektrolyt- und Wasserhaushaltes von untergeordneter Rolle sind.

Die aggressive Behandlung der akuten respiratorischen Insuffizienz mit Hypoxie und Azidose steht im Vordergrund.

Unter Berücksichtigung aller pathophysiologischen Zusammenhänge ist deshalb zusammenfassend festzustellen, daß die Hypoxämie nach Beinaheertrinken im Süß- und Salzwasser den Patienten am stärksten gefährdet. Eine effektive Wiederherstellung der Ventilation und die Zufuhr von reinem Sauerstoff stehen in der Notfallmedizin deshalb an erster Stelle. Die Atemspende muß vor Ort in Form der Mund-zu-Nase- oder Mund-zu-Mund-Methode unmittelbar nach Bergung beginnen. Bei Halswirbelsäulenverletzungen sind alle Kopfbewegungen und v.a. das Überstrecken zum Freimachen der Atemwege und zum Beatmen zu vermeiden.

Um eine inspiratorische O_2-Konzentration von etwa 40 Vol.-% zu erreichen, ist eine Zufuhr von 4 l O_2/min erforderlich. Die Indikation zur endotrachealen Intubation wird großzügig gestellt. Durch eine Beatmung mit einem positiv end-exspiratorischen Druck von 5 cm Wasser, läßt sich über eine Erhöhung der funktionellen Residualkapazität die Störung der Lungenfunktion nach Süß- und Salzwasseraspiration günstig beeinflussen. Eine Drainage der Lunge nach Salzwasseraspiration durch die Schwerkraft sollte auf keinen Fall erfolgen, da hierbei der Mageninhalt und verschlucktes Wasser erneut aspiriert werden können. Die extreme Kreislaufzentralisation während des Ertrinkens und die häufig gleichzeitig vorliegende Hypothermie können einen Kreislaufstillstand vortäuschen. Für die mechanischen Maßnahmen und die unterstützende medikamentöse Therapie gelten die allgemeinen Richtlinien und Empfehlungen zur kardiopulmonalen Reanimation. Beachtet werden muß jedoch, daß eine Defibrillation unter 30 °C häufig ohne Erfolg ist.

Zusammenfassend gilt: Entscheidend für eine Erhöhung der Überlebensrate und eine Reduktion der neurologischen Folgeschäden nach Beinaheertrinken ist die möglichst rasche und vollständige Stabilisierung der pulmonalen Funktion:

- Freimachen der Atemwege,
- Beatmung, wenn möglich mit reinem Sauerstoff,
- Reanimation mit äußerer Herzdruckmassage sowie entsprechender Medikation und evtl. Defibrillator
- Schutz vor Abkühlung.

Beinahe-Ertrinkungsunfälle

A. Lammerding

Bedeutung und Häufigkeit

Mit zunehmender Bedeutung des Wassersports in unserer Freizeitgestaltung nehmen Unfälle auf, unter und im Wasser zu; im Vordergrund stehen dabei die Beinahe-Ertrinkungsunfälle. Genaue Zahlen über die Häufigkeit dieser Unfälle fehlen uns. Nach Schätzungen ereignen sich weltweit jährlich ca. 150 000 Ertrinkungsunfälle. Die Dunkelziffer für Beinahe-Ertrinkungsnotfälle liegen um ein Mehrfaches höher. Betroffen sind vorwiegend Jugendliche und Kinder; sie machen etwa 50% der Verunfallten aus. In den industrialisierten Ländern stellt das Ertrinken bei Kleinkindern und Kindern die zweithäufigste unfallbedingte Todesursache dar. Gerade aber diese Altersklasse hat bei fehlenden Begleiterkrankungen, im Gegensatz zum alten Menschen, die besten Aussichten auf eine völlige Wiederherstellung ihres Gesundheitszustands, wenn unverzüglich und konsequent am Unfallort gehandelt wird.

Terminologie

Verschiedene Begriffe sind in diesem Sachverhalt gebräuchlich:
Ertrinken: beinhaltet den Erstickungstod durch Untertauchen in einer Flüssigkeit (in der Regel Wasser); die Reanimationsmaßnahmen bleiben ohne Erfolg; die alleinige Todesursache wird durch die Umgebung „Wasser“ angenommen.
Beinaheertrinken: setzt einen Erstickungszustand durch Untertauchen in einer Flüssigkeit – mit Bewußtseinseinschränkung bis Bewußtlosigkeit, mit und ohne Herz- und Kreislaufstillstand voraus; die Reanimationsmaßnahmen sind erfolgreich; die Überlebenszeit beträgt mindestens 24 h.

Begriffe, die an Bedeutung verloren haben, sind:

„Nasses“ Beinaheertrinken oder Ertrinken: in ca. 80% der Ertrinkungsopfer wurden Wasser, Flüssigkeit und/oder Aspirationsflüssigkeit in der Lunge festgestellt.

„Trockenes“ Beinaheertrinken oder Ertrinken: in ca. 20% der Ertrinkungsopfer wurde aufgrund eines Erstickungszustands durch z.B. Laryngospasmus oder Untertauchreflex keine Flüssigkeit in der Lunge gefunden. In der Regel kommt es zunächst zu dem Zustand des „trockenen“, nachfolgend zum Bild des „nassen“ Ertrinkens.

Nicht mehr verwandt werden sollt der Begriff „primäres“ und „sekundäres“ Beinaheertrinken. Das sekundäre Beinaheertrinken beinhaltet Kompli-

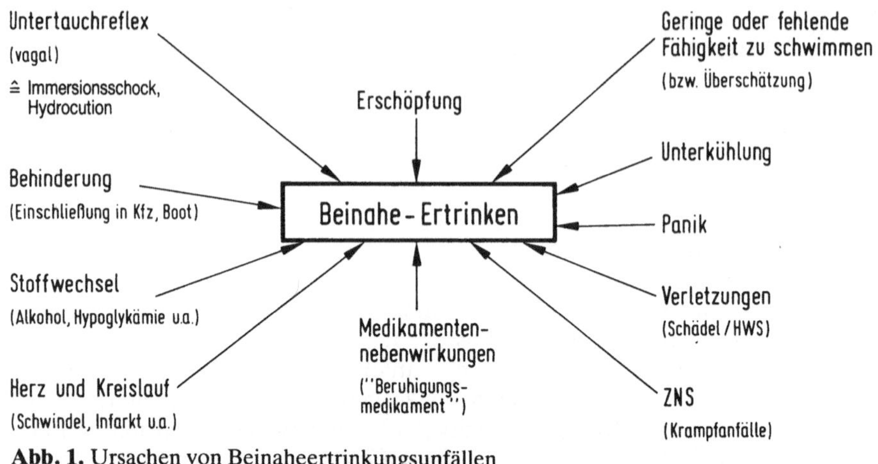

Abb. 1. Ursachen von Beinaheertrinkungsunfällen

kationen, wie z.B. das Lungenödem, die später in der Klinik auftreten können und eine konsequente Folge des verkannten und nicht ausreichend behandelten „primären" Beinaheertrinkungsunfalls darstellen.

Vorkommen und Ursachen

Beinaheertrinkungsunfälle können praktisch überall und in jedem Medium Flüssigkeit vorkommen: ob in der Jauchegrube oder in der Badewanne, ob im Industriebetrieb oder beim Surfen auf dem See. Gemessen an der Häufigkeit kommen diese Notfälle in erster Linie bei uns im Süßwasser vor, nachfolgend im Salzwasser und am seltensten in anderen Flüssigkeiten.

Faktoren, die den Beinaheertrinkungsunfall hervorrufen oder maßgeblich beeinflussen können, sind der Abb. 1 zu entnehmen. Es handelt sich um die Unfähigkeit zu schwimmen, die Überschätzung der eigenen Kräfte und das Eingeschlossensein in einem Gegenstand (z.B. Kfz oder Boot). Durch Verletzungen, Stoffwechselstörungen und Herz- und Kreislaufbeschwerden kann die Unfähigkeit entstehen, die Umgebung „Wasser" zu beherrschen – das Beinaheertrinken wird zur Folge. Auf Krankheitsursachen, die insbesondere bei älteren Menschen den Ertrinkungszustand als Folge haben können, soll in diesem Zusammenhang nicht weiter eingegangen werden.

Erscheinungsbild (Befunde)

Abhängig von der vorausgegangenen Hypoxie (O_2-Mangel) findet man beim Verunfallten eine unterschiedliche Beeinträchtigung vor, die von minimalen Veränderungen bis zum klinischen Tod reicht. Stichwortartig sind diese Befunde in folgender Übersicht aufgezeigt:

ZNS:	motorische Unruhe, Verwirrung, Krampfanfälle, Koma;
Herz- und Kreislauf:	Tachykardie, aber auch Bradykardie; Hypotonie, aber auch Hypertonie O_2-Mangelzeichen im EKG, Rhythmusstörungen, Stillstand;
Atmung:	angestrengte Atmung, Rasselgeräusche, Giemen und Brummen über der Lunge, rosa-schaumige Flüssigkeit in den oberen Atemwegen; Kurzatmigkeit, Lufthunger, Husten, Zyanose, Atemstillstand.

Pathophysiologie

Was läuft an krankhaften (pathophysiologischen) Veränderungen beim Beinahe-Ertrinken ab? An mehreren Schemata (Abb. 2–4) sollen die Zusammenhänge erläutert werden. Auf Abb. 2 wird als Endstrecke des Gasaustauschs in der Lunge das Lungenbläschen (Alveole) dargestellt mit der an sie angrenzenden Kapillare. Zwischen Kapillare und Alveole findet bekanntermaßen der Gasaustausch statt: das zuvor venöse Blut aus dem rechten Herzen

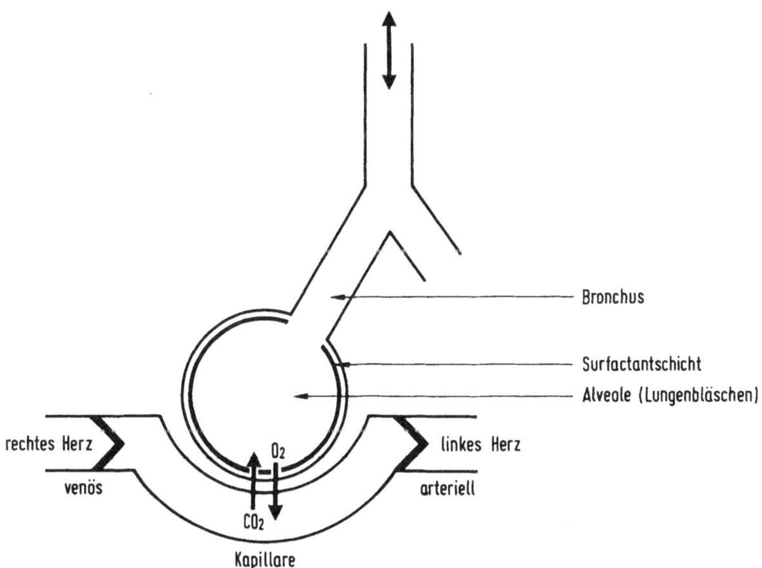

Abb. 2. Allgemeine Veränderungen und Schema des Gasaustausches in der Lunge

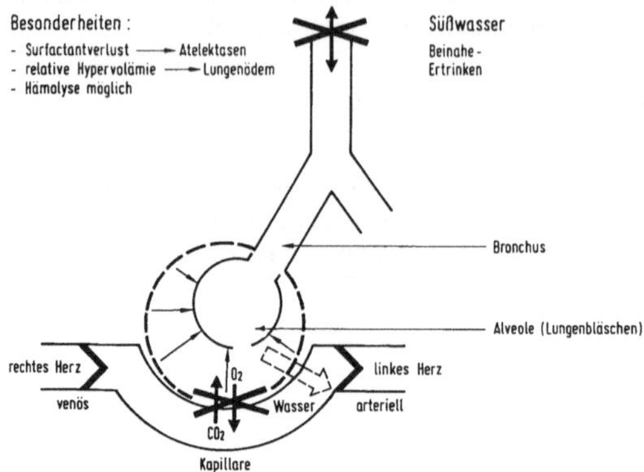

Abb. 3. Besonderheiten des Beinaheertrinkens im Süßwasser

wird mit Sauerstoff (O_2) gesättigt und dem linken Herzen zugeführt. Gleichzeitig wird das im venösen Blut angehäufte Kohlendioxid (CO_2) in die Alveole abgegeben. Das Lungenbläschen ist ausgekleidet von einer Schicht (Surfactant), die verhindert, daß es zusammenfällt (Seifenblaseneffekt).

Im Mittelpunkt der Betrachtung steht der O_2-Mangel (Hypoxie), der durch die Unterbrechung der O_2-Zufuhr im oberen Atemtrakt herrührt (Abb. 3 und 4). Nebensächlich bleiben zunächst für das Erkennen und Behandeln eines Beinahe-Ertrinkens vor Ort die Besonderheiten, die aus den Unterschieden zwischen Süß- und Salzwasser entstehen – dies ist Thema eines weiteren Beitrags. Die Behinderung bis Unterbrechung der Atmung führt zum Abnehmen bis Stillstand des Gasaustauschs mit rapidem Abfall der O_2-Konzentration und Anstieg der CO_2-Konzentration im Blut. Weiterhin kommt es zur Beimischung venösen Blutes in die Arterie durch nicht belüftete, aber durchblutete Lungenabschnitte. Folgerichtig stellt sich zunächst eine respiratorische, dann eine metabolische Azidose ein. In der Lunge kommt es zur Abnahme der Lungenelastizität. Nach zunächst Beschleunigung des Pulsschlags (Tachykar-

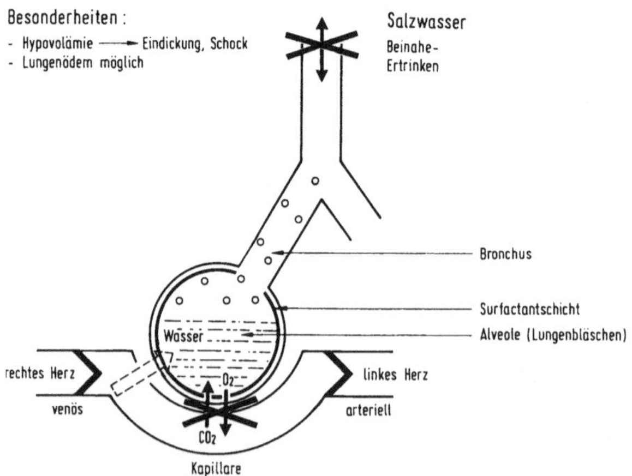

Abb. 4. Besonderheiten des Beinaheertrinkens im Salzwasser

die) und Anstieg des Blutdrucks (Hypertonie) kommt es bald zu einer bedrohlichen Verlangsamung des Pulsschlags (Bradykardie) bis zum Herzstillstand und Blutdruckabfall bis zum Kreislaufstillstand. Kardiale Insuffizienz und Rhythmusstörungen – insbesondere bei Unterkühlung unter 28°C droht Kammerflimmern – können bestehende bedrohliche Situationen verschlimmern. Je nach Dauer des O_2-Mangels entsteht eine Unruhe bis Bewußtseinseinschränkung. Bei längerer Unterbrechung der O_2-Zufuhr des Gehirns kommt es zu einer schwerwiegenden Durchblutungsstörung des Gehirns mit nachfolgendem Hirnödem, in schweren Fällen auch zum Absterben von Nervenzellen des Gehirns. Die Veränderungen des Blutvolumens und der Elektrolyte resultieren aus den unterschiedlichen Bedingungen bei Süß- und Salzwasserbeinaheertrinken und bleiben für die Behandlung vor Ort zunächst nebensächlich.

Besonderheiten bei Kindern

Die häufig anzutreffenden beinahe-ertrunkenen Kleinkinder und Kinder bieten sicherlich zusätzlich Probleme hinsichtlich Intubation und Medikamentendosierung für das Notarztteam. Demgegenüber bestehen bei ihnen auch Besonderheiten, die einen Behandlungs- und Reanimationsverlauf günstig gestalten können. Zunächst fehlen bei Kindern die in der Regel bei älteren Menschen fast immer vorhandenen gravierenden Begleiterkrankungen. Ein besonderer „Sicherheitsmechanismus“ stellt bei Kleinkindern der „Untertauchreflex“ dar. Bei Kontakt von Wasser mit dem Gesicht und Larynxeingang kommt es zu einem reflektorischen Atemstillstand und zur Zentralisation des Kreislaufs. Dadurch entsteht eine ausreichende O_2-Reserve zur vollständigen Wiederherstellung von Herz und Gehirn, selbst wenn die Untertauchzeit mehr als 5 min beträgt. Darüber hinaus erfolgt die Abkühlung beim Kleinkind aufgrund der großen Körperoberfläche und dem Fehlen von Unterhautfettgewebe viel rascher als beim Erwachsenen. Hektische Bewegungen und Aspiration von kaltem Wasser verstärken die Unterkühlung (Hypothermie). Durch diese massive Auskühlung wird der O_2- und Energiebedarf des Körpers vermindert und dementsprechend gerade die zerebrale Reanimation unter günstigen Umständen erfolgreich.

Behandlung

Die Behandlung richtet sich nach dem Schweregrad des Zustandsbilds des Verunfallten. Leichtere Verläufe mit voller Ansprechbarkeit, rosiger Schleimhaut und geringen Atembeschwerden machen zunächst einen venösen Zugang und O_2 Gabe erforderlich. Aus den vorab genannten Zusammenhängen wird offensichtlich, daß jeder Beinahe-Ertrunkene, auch der zunächst „unauffällige“, beobachtet, d.h. in die Klinik gebracht und stationär verbleiben muß. Da der Schweregrad des Beinahe-Ertrinkens durch Laien telefonisch nicht sicher übermittelbar ist, gilt: jeder Ertrinkungs- und Beinahe-Ertrinkungsunfall ist eine absolute Notarztindikation. Schwere Verläufe mit deutlicher

Atemnot, Zyanose, Lungenödem und evtl. Schockzeichen, mit und ohne Unterkühlung und Bewußtseinstrübung erfordern intensive Maßnahmen schon vor Ort:

---

1) Beatmung:
- Intubation und Beatmung mit 100% O_2,
- PEEP 5–10 cm H_2O,
- mäßige Hyperventilation (Atemfrequenz altersabhängig 16–30/min),
- endotracheale Absaugung nur bei Vorliegen von Aspiration;

2) Stabilisierung von Herz und Kreislauf:
- Herzdruckmassage,
- sicherer venöser Zugang (wenn nicht möglich zunächst endotracheale Medikamentengabe oder zentrale Venenpunktion),
- Gabe von Adrenalin (Suprarenin) 1:1000, Dosierung: 0,01 mg/kg KG,
- Azidoseausgleich mit Natriumbikarbonat 8,4% bzw. 4,2%; Dosierung: 0,2 mval/kg KG,
- bei Bedarf: Lidocain (Xylocain®) und Defibrillation bei Kammerflimmern (Temperatur <28 °C) und vorsichtiges Aufwärmen Dopamin/Dobutrex® bei Hypotonie;

3) zerebrale Schutzmaßnahmen:
- Kortisongabe [z.B. Triamcinolon (Volon-A®), Dexamethason (Fortecortin®)] Dosierung: initial 10–15 mg/kg KG dann fraktioniert 2–4 mg/kg KG,
- Glukosegabe (z.B. 20%ig) insbesondere bei Kindern;

4) weitere Maßnahmen:
- Furosemid-(Lasix®-)Gabe und Humanalbumin (z.B. 20%) zur Lungenödemtherapie,
- vorsichtiges Erwärmen bei Unterkühlung auf ca. 30–32 °C,
- Legen einer Magensonde (Vermeidung einer sekundären Aspiration, Entlastung des Magens bei Überblähung).

Einen günstigen Einfluß hat die durch Laien und ausgebildete Helfer unverzüglich durchgeführte Reanimation. Die Behandlungsmaßnahmen sollten so rasch wie möglich, d.h. auch schon im Wasser beginnen. Die Indikation zur Intubation und Beatmung mit PEEP sollte großzügig gestellt werden. Die Behandlung von schweren Beinahe-Ertrinkungsunfällen richtet sich i. allg. nach den Wiederbelebungsrichtlinien der „American Heart Association". Die Besonderheiten der Behandlung für einen schweren, reanimationspflichtigen Notfall sind in obiger Übersicht dargestellt. Bei der Möglichkeit einer Verletzung durch Kopfsprung in ein Gewässer muß mit einer Halswirbelsäulenfraktur gerechnet werden und nach Möglichkeit eine Stabilisation (HWS-Manschette) erreicht werden. Die Beatmung sollte zunächst bis zur Ankunft in der Klinik mit 100% O_2 gefahren werden. Abgesaugt werden soll nur bei Aspiration, da das in den Atemtrakt gelangte Wasser sehr schnell resorbiert wird und unnötige Zeit für eine effektive Reanimation verloren geht. Die Herzdruckmassage muß solange fortgeführt werden, bis ein unter Katecholamingabe (Adrenalin) effektiver Kreislauf vorhanden ist. Im Rahmen der Maßnahmen zum Schutz des Gehirns ist die Kortisongabe als Bolus empfehlenswert; als Nebeneffekt bewirkt das Kortison auch eine Stabilisierung der Alveolarmembran. Zur Sedierung und Herabsetzung des Gehirnstoffwechsels sowie des O_2-Bedarfs sollten Barbiturate oder Etomidate (Hypnomidate®) in Dosierungen, die nicht zu einer Kreislaufdepression führen, eingesetzt werden. Das Legen einer Magensonde beugt einer sekundären Aspiration vor und kann zur Verbesserung der Beatmung führen durch Entlastung der in den Magen, bei vorab durchgeführten Maskenbeatmung, gelangten Luft.

Prognose

Eine Prognose ist vor Ort nie sicher zu stellen: grundsätzlich sollte immer unverzüglich reanimiert werden, auch wenn erhebliche Unterkühlung und Zeichen des klinischen Todes vorliegen. Erst im Verlauf der Reanimation wird man sich einen Überblick verschaffen können um eine Entscheidung, ob eine weitere Therapie notwendig ist, zu fällen. Auch die Angaben über Untertauchzeiten geben keinen Anhaltspunkt: es hat Ertrunkene gegeben, die nur wenige Minuten vermißt gewesen waren und es haben Kleinkinder überlebt, die über 20 min unter Wasser gelegen haben. Nach Durchsicht der maßgeblichen internationalen Veröffentlichungen können folgende Gesichtspunkte herausgearbeitet werden, die den Ausgang des Behandlungserfolges beeinflussen:

1) positiv beeinflussend:
   - kardiopulmonale und zerebrale Reanimation noch am Unfallort,
   - niedrige Wassertemperatur,
   - frühzeitiges Wiedereinsetzen der Spontanatmung;
2) negativ beeinflussend:
   - Reanimation bei Eintreffen im Krankenhaus noch notwendig,
   - reaktionslose, weite Pupillen und Koma nach Reanimation;
3) nicht relevant:
   - Alter und Geschlecht,
   - Rektaltemperatur bei Einlieferung $\leq 35\,°C$,
   - Untertauchzeit >5 min,
   - Azidose (pH bei Einlieferung $\leq 7{,}1$).

Zerebrale Reanimation – eine entscheidende Maßnahme

Das empfindlichste Organ in bezug auf O_2-Mangel ist bekanntermaßen das Gehirn. So kam es früher nach erfolgreichen, konventionellen Reanimationen vor, daß Beinahe-Ertrunkene die Klinik mit z.T. erheblichen neurologischen Folgeschäden verließen. Wie ist diese Diskrepanz erklärbar? Das Herz, insbesondere das kindliche, konnte einerseits zwar nach längerer Herzstillstands- und Hypoxiedauer wiederbelebt werden, andererseits war aber das Gehirn nicht in der Lage, den gleichen Zeitraum zu tolerieren. Gehirnzellen, die sich nach der hypoxischen Schädigung des Gehirns hätten erholen können, wurden durch das nachfolgende Hirnödem und den gesteigerten Hirndruck zerstört.

Folglich muß eine frühzeitige Behandlung des O_2-Mangels (Beatmung, 100% O_2-Gabe, PEEP), die Ruhigstellung des Gehirnstoffwechsels (Sedierung) und die Beseitigung des entstandenen Hirnödems (Lagerung, Hyperventilation, Kortisongabe) noch am Unfallort angestrebt werden. Durch diese frühzeitig getroffenen Maßnahmen und weitere intensivmedizinische Behandlung konnte in einer Studie in den USA die Häufigkeit neurologischer Folgeschäden von 30 auf 5,8% gesenkt werden.

Zusammenfassung

Der Beinaheertrinkungsunfall ist sicherlich ein eher seltener Einsatz. Da es sich in der Mehrzahl um jüngere Menschen handelt, sind die Erfolgsaussichten bei unverzüglicher und konsequenter Behandlung bereits am Unfallort gut. Anhand folgender Übersicht werden abschließend die wichtigsten Aspekte der Behandlung dargestellt:

---

1) Jeder Beinahe-Ertrinkungsunfall ist eine absolute Indikation für den NAW!
2) Jeder Beinahe-Ertrunkene muß in die Klinik gebracht und überwacht werden!
3) Immer zunächst reanimieren, auch bei „sicheren" Todeszeichen! Angaben vor Ort über Untertauchzeit sind unzuverlässig!
4) Beginn der Behandlung bzw. Reanimation (durch Laien/RS) so früh wie möglich!
5) Behandlung so konsequent wie möglich!
6) Im Vordergrund der Behandlung steht zunächst die Lunge.
7) Die Neurointensivbehandlung muß bereits in der Prähospitalphase eingeleitet werden, da vor Ort die Weichen für die Erholung oder Schädigung des Gehirns gestellt werden!

Literatur

Conn AW, Edmonds JF, Barker GA (1978) Near-drowning in cold fresh water: current treatment regimen. Can Anaesth Soc J 25:259

Frates RC (1981) Analysis of predictive factors in the assessment of warm-water near drowning in children. Am J Dis Child 135:1006

Lammerding A, Mihanovic N, Hack G (1987) Beinahe-Ertrinken von Kindern: Die Prognose ist besser als man denkt. Notfallmed 12:532

Lidner KH, Ahnefeld FW (1987) Präklinische Diagnostik und Erstversorgung nach Ertrinkungsunfall. Notfallmed 13:545

Pfenninger J, Sutter M (1981) Triage und Behandlung des kindlichen Ertrinkungsunfalles. Schweiz Med Wochenschr 111:878

Richtlinien zur Kardiopulmonalen Wiederbelebung (1985) (American Heart Association, ed) Perimed, Erlangen

Storm W (1987) Richtlinien zur Behandlung von Ertrinkungsunfällen bei Kindern. Notfallmed 13:595

Wiedemann K (1984) Zerebrale Reanmination – gibt es neue Gesichtspunkte? Notfallmed 10:1287

Behandlung von Unterkühlungen

B. Lawrenz

Allgemeines

Über das therapeutische Vorgehen bei Unterkühlten gibt es enorme Kontroversen, die noch nicht geklärt sind. Die Gründe liegen wohl in der großen Vielfalt der physiologischen Antwortreaktionen, den verschiedenen Unterkühlungsgeschwindigkeiten und zusätzlichen Faktoren wie: Erschöpfung, Hypovolämie, Arrhythmien usw. Daß wiedererwärmt werden muß, ist unumstritten, aber wie (Golden 1982)?

Die therapeutischen Maßnahmen richten sich nach dem Unterkühlungsstadium, in dem sich der Patient befindet (Abb. 1). Zum besseren Verständnis dieser Stadien sei hier kurz die Pathophysiologie der Unterkühlung dargestellt.

Bei Schiffbrüchigen oder z.B. im Eis eingebrochenen Personen tritt die Unterkühlung sehr schnell ein, da Wasser eine ca. 25mal größere Wärmeleitfähigkeit als Luft hat (Schneider 1971).

Wenn zusätzlich Wellengang herrscht oder aktive Schwimmbewegungen durchgeführt werden, ist die Wärmeabgabe durch Konvektion um ein mehrfaches gesteigert (Nobbe 1980; Schneider 1971). Bei dieser schnellen Form der Unterkühlung kann es als Reaktion auf die plötzliche Kälteexposition zu schweren Hypertensionen, krampfhafter unkontrollierter Hyperventilation und zu ventrikulären Extrasystolen kommen. Gewöhnlich werden diese als Ursachen für den plötzlichen Tod bei Immersion im kalten Wasser angesehen.

Wenn diese Komplikationen nicht auftreten, kommt es bei weiterer Kälteexposition zu folgenden Stadien der Unterkühlung (Abb. 2):

– die Exitationsphase:
  mit einer Kerntemperatur zwischen 37 und 34°C;

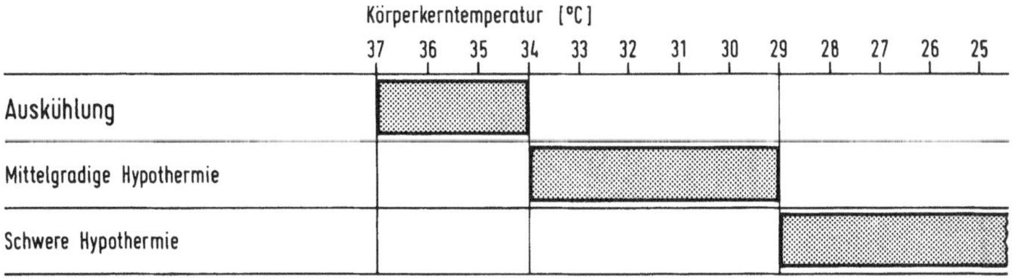

Körperkerntemperatur [°C]
37 36 35 34 33 32 31 30 29 28 27 26 25
Auskühlung
Mittelgradige Hypothermie
Schwere Hypothermie

Abb. 1. Unterkühlungsstadien

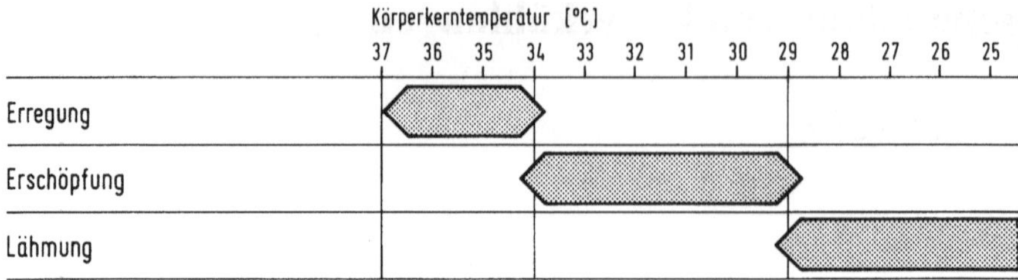

Abb. 2. Klinische Stadien bei Unterkühlung

- die adynamische Phase:
  mit einer Körpertemperatur zwischen 34 und 30 °C;
- die paralytisch, stuporöse Phase:
  mit einer Kerntemperatur unter 30 °C (Reuter 1978).

In der Exitationsphase kommt es durch Stimulation des Hypothalamus zum Kältezittern und Anstieg des Stoffwechselumsatzes und damit zur Wärmeproduktion (Abb. 3). Bei 35 °C Kerntemperatur ist das Kältezittern maximal ausgeprägt. Durch starke periphere Vasokonstriktion und Ausschüttung von Kortisol sowie Katecholaminen steigen Herzfrequenz, Blutdruck und Herzminutenvolumen an. Das zentrale Blutvolumen nimmt ebenso wie das Atemminutenvolumen zu. Es kommt zu einer sekundären Steigerung der Diurese.

Zu Beginn der adynamischen Phase reduziert sich die Stoffwechselrate. Bei 32 °C beträgt sie nur 75% der Norm, bei 27 °C Körperkerntemperatur nur noch 50% des normalen Stoffwechsels. Herzminutenvolumen und Atemminutenvolumen nehmen jetzt proportional zum Temperaturabfall ab. Im Bereich der Bronchioli und Bronchiolen staut sich Sekret, bei einer Verminderung der Tätigkeit des Flimmerepithels. Es entwickelt sich ein Bronchialödem.

Unter 34 °C nimmt die gastrointestinale Aktivität ab und es kommt schließlich zu einem Ileus. Es können Ulzera im Bereich des Magens, Ileums und Kolons auftreten, ebenso tritt gewöhnlich eine Pankreatitis auf.

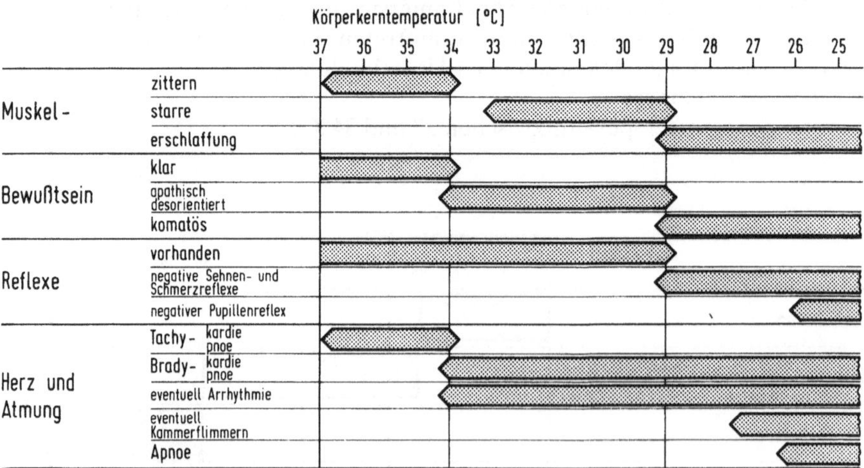

Abb. 3. Diagnostische Kriterien bei Unterkühlung

Der zerebrale Blutflow fällt um 6–7% pro Grad Erniedrigung der Körperkerntemperatur. Unterhalb 35 °C kommt es zu einer Minder- und Fehlfunktion des ZNS. Zunächst tritt eine Störung der rationalen Denkfähigkeit auf, es kommt zu Verwirrungszuständen, die schließlich zu einer allgemeinen Amnesie bei 34 °C führen. Bei 33 °C kommt es zu Halluzinationen und Wahnvorstellungen. Bei 30 °C sind die Pupillen fixiert und dilatiert, bei 29 °C kommt es zum Verlust des Bewußtseins, bei 20 °C tritt eine Abflachung des EEGs ein. Unter 20 °C Körperkerntemperatur treten Herzrhythmusstörungen auf, mit Sinusbradykardien, Vorhofflimmern und -flattern, Knotenrhythmus, ventrikulären Extrasystolen oder Kammerflimmern. Das EKG zeigt eine Verlängerung der PQ-, QRS- und QT-Zeit. Es kommt zu einer anormalen terminalen Auslenkung im QRS-Komplex und einer Umkehr der T-Welle (De Pay et al. 1982). Mit Abfall der Kerntemperatur nimmt die Blutviskosität zu, es treten Sludgebildungen auf und die Hämokonzentration nimmt durch Abwanderung der intravaskulären Flüssigkeit in das Gewebe durch beschädigte Kapillarmembranen weiter zu.

Bei weiterem Absinken der Körpertemperatur kommt es zu Atemdepressionen mit Auswirkungen auf den Stoffwechsel in Form von Hyperkapnie, Azidose und Hypoxämie.

Weitere Ursachen der Azidose sind: eine Abnahme des Herzminutenvolumens, Linksverschiebung der Hämoglobindissoziationskurve, periphere Vasokonstriktion und verminderter Laktatabbau durch die Leber. Tritt die Unterkühlung langsam ein, sind insbesondere die Stoffwechselveränderungen ausgeprägter. Dies ist der Fall bei Intoxikationen mit nachfolgender Bewußtlosigkeit und längerem Liegen in naßkalter Umgebung, bei Lawinenopfern, bei längerem Verharren mit durchnäßter Kleidung, bei kalter und windiger Witterung oder bei Verletzungen ohne Fortbewegungsmöglichkeiten (Nobbe 1980).

Nachfolgende Übersicht zeigt die häufigsten Ursachen der Unterkühlung:

---

z.B. Schiffbrüchige,
Lawinenverschüttung,
Gletscherspaltensturz,
immobilisierte verletzte bzw. verwundete Personen;

Wind-Nässe-Kälte-Exposition von erschöpften Personen ohne ausreichende Ausrüstung,

Kälteexposition bei Vergiftungen mit Alkohol, Drogen, Schlafmittel u.a.

Die Summe der oben beschriebenen physiologischen Erscheinungen führen zu einer Skala von nahezu kontanten Symptomen, die in hohem Maße mit der Rektaltemperatur korreliert sind (Webb 1976):

Bergung

Vor Einleitung der therapeutischen Maßnahme muß der Unterkühlte aber erst einmal abgeborgen werden. Dabei ist zu beachten, daß die Verletzten sich

Symptome des ZNS bei Unterkühlung:

[°C]		
37		
36	Stoffwechselanstieg	*Erregungsstadium*
35	Beginn: Verminderung kognitiver Leistungen	
34	maximales Kältezittern	
33		
32	Analgesie, Halluzinationen	
31		*Erschöpfungsstadium*
30		
29	„kalter" Rausch	
28	zunehmende Eintrübung	*Lähmungsstadium*
27	fehlende Reflexe, einschließlich Pupillenreflexe	
26	Bewußtlosigkeit, Koma	
25		
24	NLG auf 50% reduziert	
23		
22		
21	NLG auf 25% reduziert	
20	NLG nicht mehr registrierbar	
17	Nullinien – EKG	
16		
15		
9	artefizielle Hypothermie	

Symptome CVS bei Unterkühlung:

[°C]		
37		
36		*Erregungsstadium*
35		
34		
33	RR schwer bestimmbar	
32		
31		*Erschöpfungsstadium*
30	Puls und RR kaum meßbar	
29	J-Welle im EKG	
28	spontanes Vorhofflimmern	*Lähmungsstadium*
27		
26		
25	spontanes Kammerflimmern	
24		
23		
22	größtes Risiko für Kammerflimmern	
21		
20	Herzstillstand (18–22)	
19		
18		

möglichst nicht aktiv bewegen, um zu verhindern, daß kaltes Blut aus der Peripherie in den Kern strömt. Im Wasser treibende Unterkühlte dürfen z.B. nicht selbst die Bordwand von Schiffen hinaufklettern.

Die Verletzten sind unbedingt in horizontaler Lage zu transportieren, insbesondere bei aus dem Wasser Geretteten drohen kardiale Komplikationen durch den plötzlichen Wegfall des hydrostatischen Drucks.

Nach Sicherstellung einer ausreichenden Atmungs- und Kreislauffunktion sind die Verletzten, wenn möglich, in einen geschützten Raum zu transportieren, um weiteren Wärmeverlusten vorzubeugen. Falls notwendig, sollten jetzt evtl. unter gleichzeitiger vorsichtiger Entfernung von nassen Kleidungsstükken, Blutstillung, Stabilisierung von Frakturen und Versorgung anderer ernsthafter Verletzungen vorgenommen werden. Dabei sind die Verletzten so wenig wie möglich zu bewegen.

Erst jetzt bemüht man sich, den Grad der Unterkühlung festzustellen, wenn möglich ein EKG abzuleiten und die Rektaltemperatur kontinuierlich zu messen. An dieser Stelle sei darauf hingewiesen, daß für diese Messungen keine normalen Fieberthermometer benutzt werden können, sondern spezielle Unterkühlungsthermometer oder elektronische Thermometer. Nachdem der Unterkühlungsgrad festgestellt wurde, kann mit der speziellen Unterkühlungsbehandlung begonnen werden.

Im Erregungsstadium
Symptome: der Patient zittert und ist bei Bewußtsein;
Maßnahmen:
- trockene Kleider anziehen,
- Selbsterwärmung durch Isolierung ausreichend,
- jede Form der Wärmezufuhr erwünscht,
- heiße Getränke (kein Alkohol),
- Wärmepackungen am Stamm, Leiste, Hals, Kopf,
- Warmbad (40°C).

Im Erschöpfungsstadium
Symptome: Bewußtsein getrübt, weckbar, Kältezittern kann noch bestehen;
Maßnahmen:
- Afterdropgefahr! (plötzliches Einströmen von kaltem Blut aus der Peripherie mit dem Risiko, daß es zum Kammerflimmern kommt),
- wenig aktive oder passive Bewegungen,
- wenig oder keine horizontal-vertikalen Lagewechsel,
- nasse Kleider entfernen (aufschneiden),
- Immobilisierung,
- aktive Wärmezufuhr,
- keine Getränke,
- Abtransport durch NAW oder Rettungshubschrauber.

Im Lähmungsstadium
Symptome: Bewußtlosigkeit, evtl. Atem- und Kreislaufstillstand;
Maßnahmen:
- wenn notwendig Atemspende bzw. Beatmung (6/min),
- Herzmassage (60–80 min),

- keine passiven Bewegungen,
- keine horizontal-vertikalen Lagewechsel, Afterdropgefahr!
- möglichst vollständige Isolation (Schlafsack, Decken, Alufolien, Isoliermatten),
- Wärmezufuhr durch feuchte Wärmepolster, chemische Wärmebeutel und feuchte Warmluftbeatmung,
- vor Ort keine Zeit mit schwierigem i.-v.-Zugang verlieren,
- Abtransport im NAW bzw. Rettungshubschrauber,
- keine Todesfeststellung,
  (bei allgemeiner Unterkühlung darf der Tod erst dann sicher angenommen werden, wenn die Reanimation erfolglos bleibt, nachdem der Körperkern auf mindestens 32 °C erwärmt worden ist!).

Es ist nicht gerechtfertigt, Zeit damit zu verlieren, aktive Wiedererwärmungsmaßnahmen im NAW einzuleiten, die Isolierung und sonstige notfallmäßige Betreuung reicht aus (Golden 1982).

Nur bei längerem Transport sollte mit der aktiven Wiedererwärmung schon vor Ort begonnen werden, z.B. bei Bergung von Schiffbrüchigen auf hoher See.

Verfahren zur Wiedererwärmung von Unterkühlten

Es gibt sog. äußere und innere Wiedererwärmungsmethoden. Zu den äußeren Methoden der Wärmezufuhr zählt zunächst einmal die einfachste Art des Einwickelns in warme Tücher und/oder Isolierfolie. Damit wird zunächst die wichtigste Grundbedingung erfüllt und einem weiteren Wärmeverlust vorgebeugt. Diese einfache Methode hat den Nachteil, daß es nur zu einem sehr langsamen Anstieg der Kerntemperatur kommt, unter 30 °C Kerntemperatur ist ein Erfolg fraglich.

Eine aktivere Abwandlung dieser Methode ist die Wärmepackung nach Hibler, dabei wird heißes Wasser (ca. 70–80 °C) in eine Glas- oder Gummiflasche gegeben, mit einem Tuch eingewickelt und auf den Brustkorb des Verletzten gelegt. Es ist darauf zu achten, daß sich zwischen Wärmequelle und Brustkorb mindestens 2 Kleiderschichten (Hemd/Unterhemd) befinden, um größere Verbrennungen zu vermeiden. Dann ist der Verletzte in mehrere Wolldecken einzuwickeln (Nobbe 1980).

Eine weitere sehr effektive Methode ist die Wiedererwärmung des Verletzten in einer warmen Badewanne. Dabei empfehlen einige Autoren, mit einer Wassertemperatur von 37 °C zu beginnen, andere empfehlen mit einer Wassertemperatur von 30 °C zu beginnen und diese dann innerhalb von 15 min auf 37 °C zu erhöhen und dann langsam weiter auf 40 °C Wassertemperatur zu gehen. Bei allen Verfahren ist darauf zu achten, daß sich durch den kalten Körper die Wassertemperatur sehr schnell erniedrigen kann.

Um die Gefahr des „Afterdrop“ zu verhindern, und damit das Risiko des Kammerflimmerns klein zu halten, sollte versucht werden, die Extremitäten außerhalb des Wassers zu halten (was bei bewußtlosen oder bewußtseinseingetrübten Personen in einer normalen Badewanne erhebliche Schwierigkeiten bereiten kann).

Bei zu hoher Anfangstemperatur und zu schnellem Temperaturanstieg besteht bei Unterkühlten die Gefahr von Hautverbrennungen, zumeist I. Grades.

Als weitere Methoden werden empfohlen, das Übergießen des Verletzten mit warmem Wasser, die Anwendung von Heizkissen oder von Lichtbogen sowie der Einsatz eines Diathermiegerätes. Diese Verfahren sind aber wohl aufgrund der technischen Voraussetzungen in erster Linie Verfahren des Krankenhauses. Wenn keine Möglichkeit besteht, eines dieser Verfahren einzusetzen und der Patient stark unterkühlt ist (unter 30°C Kerntemperatur), kann man auch daran denken, den Verletzten mit einer anderen leicht bekleideten Person in Decken einzuwickeln, um so Wärme zuzuführen.

Bei den inneren Wiedererwärmungsmethoden ist zunächst einmal die sog. „central body rewarming method" zu erwähnen. Dabei wird durch Anfeuchtung und Erwärmung (30–40°C) der eingeatmeten Luft oder von zugeführtem Sauerstoff über die Atemwege der Körperkern direkt erwärmt (De Pay et al. 1982). Bei dieser Methode ist die Gefahr des „Afterdrop" sehr viel geringer. Allerdings wird bei dieser Wiedererwärmungsmethode nur eine geringe Wärmemenge zugeführt und der Temperaturanstieg beschränkt sich auf ca. 1°C pro h (Lloyd 1973; Morrison et al. 1979; Shanks 1975). Auch hier ist zu erwähnen, daß zur Anwendung dieser Methode natürlich die technischen Voraussetzungen vorhanden sein müssen. (Entsprechende Geräte sind im Handel erhältlich.)

Die Zuführung warmer Infusionen (z.B. Glucose 40°C) ist eher eine unterstützende Maßnahme, da die Infusionsmenge begrenzt ist. Zusätzlich ist zu erwähnen, daß bei Unterkühlten normalerweise keine Hypovolämie vorliegt. Die Anwendung warmer Einläufe verhindert die rektale Temperaturmessung und es kann zu einer nicht gewollten Blähung des Bauchraumes führen.

In der Hand des Geübten ist die Peritoenaldialyse mit warmen Elektrolytlösungen durchaus eine gute Methode. Es wird eine Erwärmungsrate von 4°C/60 min erreicht. Dabei drohen allerdings Elektrolytentgleisungen und erfordern eine enge Überwachung des Patienten.

Als Vorteil hat sich herausgestellt, daß gleichzeitig evtl. vorhandene Drogen mit ausgespült werden (Jessen u. Hagelsten 1978).

Bei Schwerstunterkühlten mit Bewußtseinsverlust und Fibrillationen des Herzens können in entsprechend eingerichteten Häusern mittels des extrakorporalen Kreislaufs Wiedererwärmungen durchgeführt werden. Dabei kommt es innerhalb von 40–50 min zu einer Erwärmung des Körperkerns zm 10°C (Kugelberg et al. 1967). Noch im Versuchsstadium befinden sich Untersuchungen, inwieweit die Anwendung eines intravaskulären Wärmeaustauschers (Jessen et al. 1977) sinnvoll ist.

Medikamentöse Therapie und Nachbehandlung

Unter 32°C Kerntemperatur ist eine medikamentöse Therapie zumindest umstritten, da die Wirksamkeit i. allg. nicht bewiesen ist und es bei Wiedererwärmung durch plötzliches Ausströmen der Wirkstoffe zu Wirkungen kommen kann, die momentan nicht erwünscht sind.

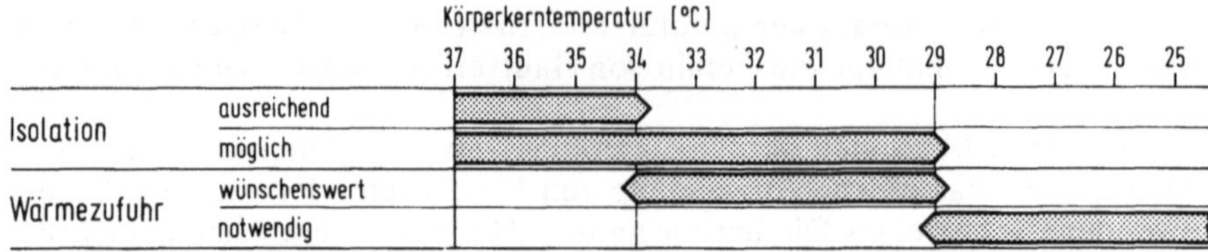

Abb. 4. Behandlung bei Unterkühlung

Ebenfalls sei erwähnt, daß die Durchführung einer Defibrillation erst ab Körpertemperaturen oberhalb 32 °C möglich ist, unterhalb dieser Temperaturen muß eine Herzmassage durchgeführt werden (Schulte-Mosgau 1980).

Wegen einer eventuellen Komplikation sollte der Patient zumindest 24 h, besser 48 h stationär überwacht werden (Abb. 4).

Literatur

Golden F (1982) The present day state of hypothermia treatment. In: Unterkühlung im Seenotfall. 2. Symposium der DLRG, Cuxhaven, S 40–44

Jessen KL, Hagelsten IO (1978) Peritoneal dialysis in the treatment of profound accidental hypothermia aviat. Space Environ Med 49:426–429

Jessen C, Mercer JB, Paschmann S (1977) Intravascular heat exchanger for conscious greets. Pflügers Arch 369:265–269

Kugelberg J, Schüller H, Berg B, Kallum B (1967) Treatment of accidental hypothermia. Scand J Thorac Cardiovasc Surg 1:142–146

Lloyd E (1973) Accidental hypothermia treated by central rewarming through the airway. Br J Anaesth 45:41–48

Mont AK (1969) Autopsy diagnosis of accidental hypothermia. J Forbunic Med 16:126–129

Morrison JB, Conn ML, Hayward JS (1979) Thermal increment provided by inhalation rewarming in hypothermia. J Appl Physiol 46:1061–1065

Nobbe F (1980) Erkrankungen durch Kälte oder Hitze. In: Pelentisch E (Hrsg) Wehrmedizin. Urban & Schwarzenberg, München, S 394–400

de Pay AW, Müller-Eschner M, Stockhausen HB von (1982) Klinische Behandlung von Unterkühlten in Unterkühlung im Seenotfall. (2. Symposium der DGzRS, Cuxhaven 1982, S 146–152)

Reuter JB (1978) Hypothermia: pathophysiology, clinical settings and management. Ann Int Med 89:519–527

Schneider M (1971) Physiologie des Menschen: Wärmehaushalt. Springer, Berlin Heidelberg New York, S 181–193

Schultze-Mosgau H (1980) Workshop Nr. 4: Cardiocirculatorische Maßnahmen. In: Koch P, Kohfahl M (Hrsg) Unterkühlung im Seenotfall. Symposium der DGzRS, Cuxhaven, 25.–27. 4. 1980, S. 66–67

Shanks CA (1975) Heat gain in the treatment of accidental hypothermia. Med J Aust 2:346–349

Webb P (1976) Thermal stress in undersea activity. In: Lambertsen CJ (ed) Underwater Physiology of the Firth Symposium on Underwater Physiology. FASEB, Bethesda, MD

Teil II
Die verletzte Wirbelsäule

Anatomie, Verletzungsformen und Erstdiagnostik der verletzten Wirbelsäule

C. Eggers

Funktionelle Anatomie

Die Wirbelsäule muß als funktionelle Einheit betrachtet werden. Die Eigenschaft der Wirbelsäule, den Rumpf und den Kopf über die Wirbelsäulenkrümmungen im Gleichgewicht zu halten, wird als statische Funktion bezeichnet. Als Teil des Bewegungsapparates hat sie aber auch eine dynamische und als Schutz für das Rückenmark eine protektive Funktion. Die Funktionseinheit der Wirbelsäule ist das Bewegungssegment, bestehend aus 2 Wirbeln, die im Bereich der Wirbelkörper durch den Discus intervertebralis und an den Bögen über die kleinen Wirbelgelenke miteinander artikulieren. Die Beweglichkeit der Wirbelsäule ist die Summe von Einzelbewegungen in den verschiedenen Bewegungssegmenten. Das Ausmaß und die Richtung der Beweglichkeit im Bewegungssegment ist abhängig von der Stellung der Gelenkfacetten in den kleinen Wirbelgelenken sowie von den die Wirbel verbindenden Bändern. Die unterschiedliche statische und dynamische Beanspruchung der einzelnen Wirbelsäulenabschnitte bedingt die Formveränderung der einzelnen Wirbelkörper und deren Massenzunahme nach kaudal sowie die charakteristische Form und Stellung der Intervertebralgelenkflächen. Diese sind im Bereich der Halswirbelsäule 30–50° zur Horizontalebene geneigt, im thorakalen Abschnitt der Wirbelsäule bilden sie im Durchschnitt einen Winkel von 65° zur Diskusebene und an der Lendenwirbelsäule weisen sie eine Kippung von 45° in der Sagittal- und 30° in der Horizontalebene auf. Dank des Vielgelenkaufbaus verfügt die Wirbelsäule in Verbindung mit den sie umgebenden Muskelgruppen über eine hohe Dynamik. Sie ist mit einem auf dem Becken stehenden elastischen Stab zu vergleichen, der durch die divergierend zum Becken verlaufenden Muskelgruppen balanciert wird.

Verletzungen und Klassifikation

Bei Gewalteinwirkung kann dieses komplexe System sowohl Schaden an der statisch/dynamischen als auch an der protektiven Funktion nehmen, so daß die Folgen Deformität und Instabilität auf der einen Seite und neurologisches Defizit auf der anderen Seite sind.

Nach Polster (1980) resultiert eine Wirbelsäulenverletzung aus einem Summationseffekt folgender Faktoren:

1) Richtung und Größe der einwirkenden Kraft,
2) Massenverteilung des betroffenen Körpers,

3) augenblickliche Position der Teilmassen,
4) Ort der Krafteinleitung,
5) Eigenbewegung des betroffenen Körpers,
6) Muskeltonus,
7) Materialkonstanten der Gewebe,
8) anatomische Gegebenheiten.

Die Vielzahl der die Wirbelsäulenverletzungen beeinflussenden Faktoren macht deutlich, daß eine detaillierte Rekonstruktion des Verletzungsaufbaus scheitern muß. Dennoch lassen sich aus der Deformation des verletzten Wirbelsäulensegments grobe Rückschlüsse auf den Verletzungsmechanismus ableiten. So ist bei axialer Krafteinwirkung auf die nach vorn gebeugte Wirbelsäule (Abb. 1) mit Kompressionsfrakturen der Wirbelkörper in den vorderen Abschnitten zu rechnen, während bei axialer Krafteinwirkung auf die überstreckte Wirbelsäule (Abb. 2) Verletzungen im Bereich der kleinen Wirbelgelenke zu erwarten sind. Bei seitlicher Gewalteinwirkung (Abb. 3) ist mit Kom-

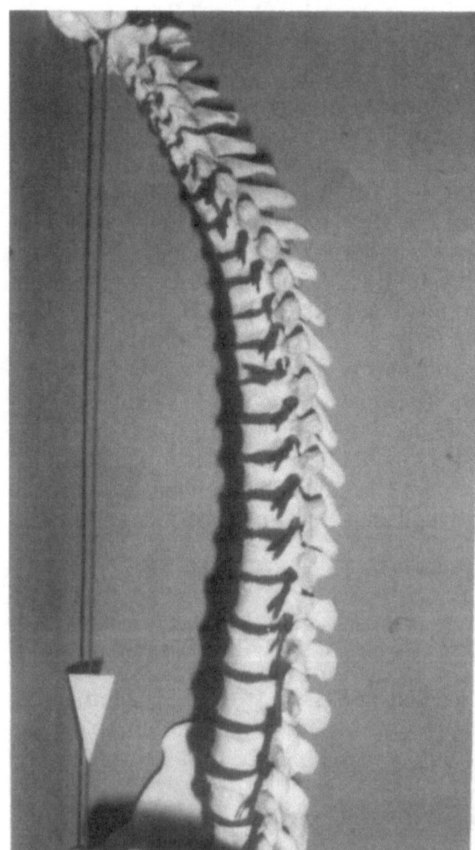

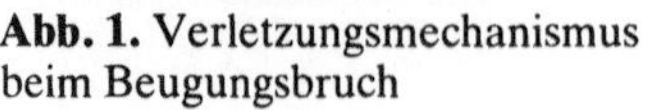

Abb. 1. Verletzungsmechanismus beim Beugungsbruch

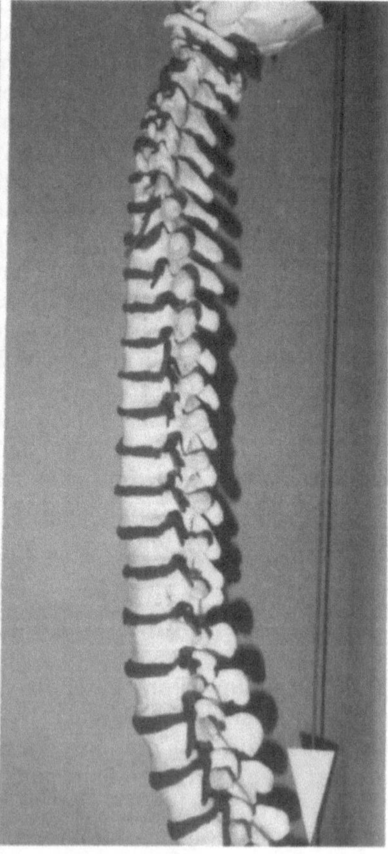

Abb. 2. Verletzungsmechanismus beim Überstreckungsbruch

pressionsfrakturen auf der Seite der Gewalteinwirkung zu rechnen, während auf der gegenüberliegenden Wirbelsäulenseite Bandzerreißungen auftreten können. Wirkt zusätzlich eine Rotationskomponente ein (Abb. 4), kommt es zu komplexen Zerstörungen einer oder mehrerer Wirbelsegmente.

Böhler (1951) unterschied dementsprechend Wirbelsäulenverletzungen nach den Gesichtspunkten des Verletzungsmechanismus:

1) Stauchungsbrüche,
2) Biegungsbrüche nach vorne (Beugungsbrüche),
3) Biegungsbrüche nach hinten (Überstreckungsbrüche),
4) Biegungsbrüche zur Seite,
5) Abscherbrüche,
6) Drehbrüche,
7) isolierte Wirbelbogenbrüche,
8) Verrenkungsbrüche,
9) Querfortsatzbrüche,
10) Dornfortsatzbrüche.

Die Beschreibung des Verletzungsmechanismus bzw. der Deformation als Verletzungsfolge läßt jedoch kaum Rückschlüsse auf die Instabilität der ver-

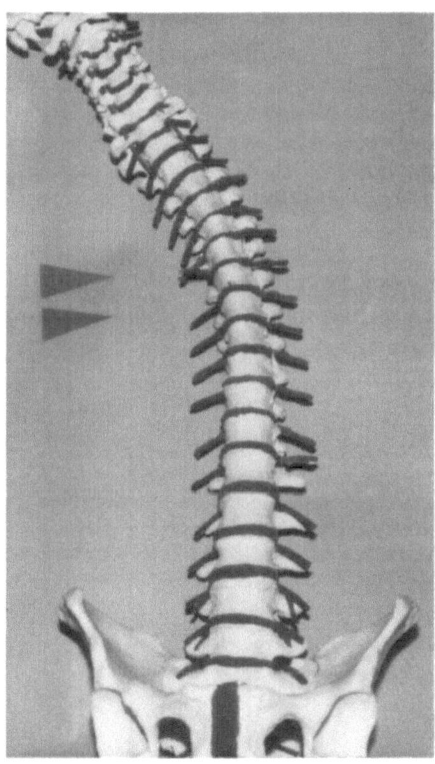

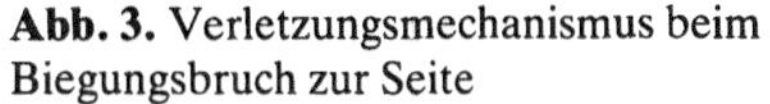
Abb. 3. Verletzungsmechanismus beim Biegungsbruch zur Seite

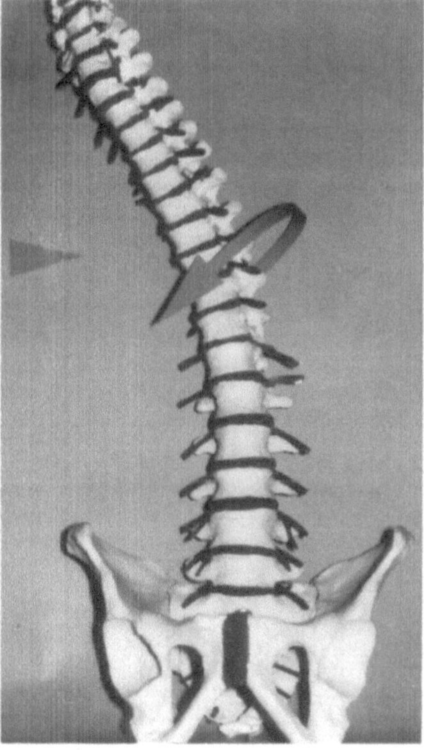

Abb. 4. Verletzungsmechanismus beim kombinierten Dreh- und Biegungsbruch

letzten Wirbelsäule zu. Eine wesentliche Erweiterung des Verständnisses dafür erbrachte die Einteilung der Wirbelsäule in funktionelle Einheiten. Hier sind die 3 vertikalen Säulen nach Louis (1985) zu nennen. Dabei bilden die übereinander stehenden Wirbelkörper mit den dazwischen liegenden Bandscheiben eine ventrale Säule, die miteinander artikulierenden kleinen Wirbelgelenke stellen je eine laterodorsale Säule dar. Die besondere Bedeutung der Wirbelkörperhinterwand für die Stabilität kommt in der Beschreibung der 3 osteoligamentären Säulen von Denis (1983) und McAfee et al. (1983) zum Ausdruck. Die vordere Säule wird hier von den ventralen und mittleren Anteilen der Wirbelkörper und Bandscheiben sowie dem vorderen Längsband gebildet. Die mittlere Säule setzt sich aus den hinteren Anteilen der Wirbelkörper, insbesondere der Wirbelkörperhinterwand und den hinteren Anteilen der Bandscheibe sowie aus dem hinteren Längsband zusammen. Die dorsale Säule besteht aus den Wirbelbögen, Wirbelgelenken und den dorsalen Bandstrukturen (Abb. 5).

Bei der Analyse der Instabilität kommt insbesondere der mittleren und der hinteren Säule große Bedeutung zu. So muß bei Wirbelkörperfrakturen mit Beteiligung der Hinterwand sowie bei Bogenfrakturen und Frakturen der kleinen Wirbelgelenke mit Abbruch der Gelenkfacetten von einer Instabilität ausgegangen werden. Darüber hinaus liegt eine Instabilität bei Zerreißung der diskoligamentären Verbindung zwischen 2 Wirbeln vor.

McAfee et al. (1983) unterschied unter Berücksichtigung der 3 Säulen die Verletzungstypen:

1) Impressionskeilbruch,
2) stabiler Berstungsbruch,
3) instabiler Berstungsbruch,
4) „chance fracture“ (glatter Querbruch mit Distraktion),
5) Flexions- bzw. Distraktionsverletzung,
6) Translationsverletzung.

Magerl (1985) differenzierte diese Einteilung weiter (Abb. 6).

In der von Wolter (1985) unter der Fortführung der Vorstellungen von McAfee und Denis, angegebenen schematischen Klassifizierung werden Verletzungen der ventralen Säule mit A, der mittleren Säule mit B, der dorsalen Säule mit C sowie isolierte diskoligamentäre Zerreißungen mit D bezeichnet. Die Stenose des Spinalkanales wird zusätzlich mit Zahlen von 0–3, entspre-

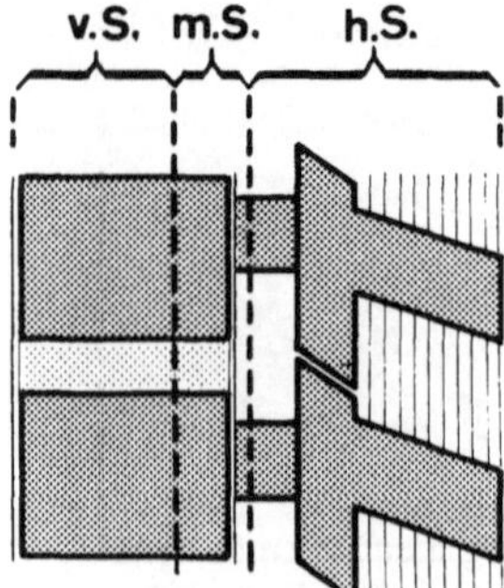

Abb. 5. Drei osteoligamentäre Säulen (*v.S.* vordere Säule, *m.S.* mittlere Säule, *h.S.* hintere Säule)

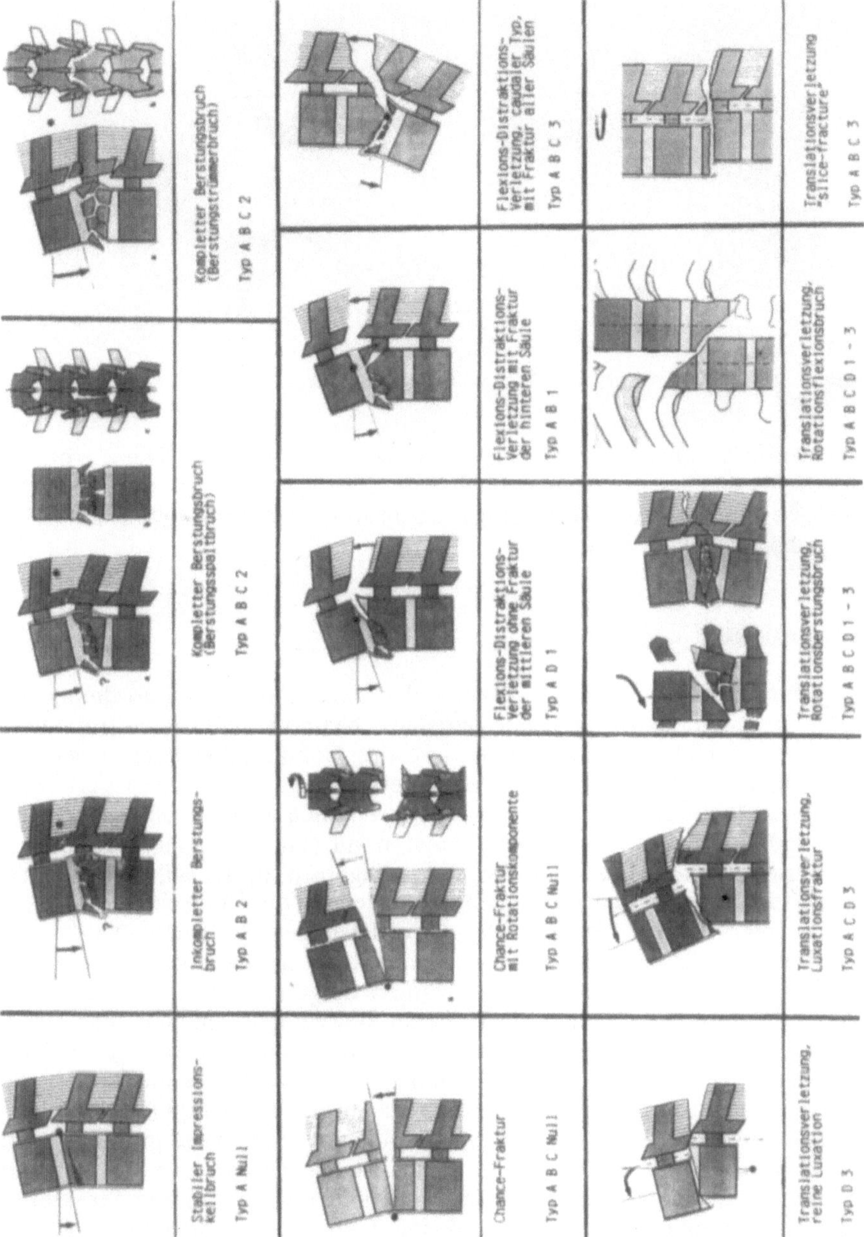

Abb. 6. Gegenüberstellung der deskriptiven Einteilung von Wirbelsäulenverletzungen nach Magerl (1985) und der schematischen Einteilung nach Wolter (1985)

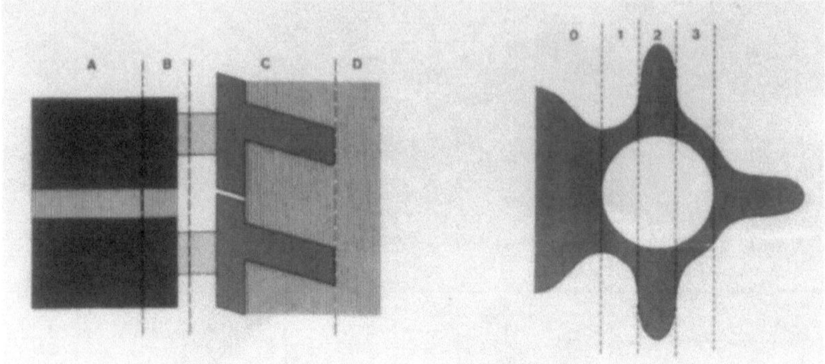

Abb. 7. Schematische A, B, C, D/0, 1, 2, 3-Klassifikation

chend der Einengung in ⅓-Schritten beschrieben (Abb. 7). Diese einfache schematische Klassifizierung hat sich in der Praxis gut bewährt und läßt Rückschlüsse auf die Art der Verletzung mit dem Ausmaß der Instabilität sowie den Zustand des Spinalkanals zu.

Diagnostik

Die differenzierte Betrachtungsweise der Verletzungen in Zuordnung der Funktionseinheiten verlangt eine systematische und exakte Diagnostik. Diese beginnt am Unfallort mit der Analyse des Unfallmechanismus sowie der Anamnese und der ersten klinischen Untersuchung, in der äußere Verletzungen, pathologische Knickbildungen der Wirbelsäule sowie Sensibilitätsstörungen und Lähmungen an den Extremitäten auf eine Wirbelsäulenverletzung hinweisen können. Die weiterführende Diagnostik in der Klinik beinhaltet einen ausführlichen neurologischen Status, in dem die Höhe einer möglichen Rückenmarksläsion bei Wirbelsäulenverletzungen festgelegt wird. Die anschließende Röntgenuntersuchung umfaßt die gesamte Wirbelsäule in 2 Ebenen, bei Feststellung einer verletzungsbedingten Deformation wird dann die Computertomographie des betroffenen Bewegungssegmentes angeschlossen. Die Computertomographie ermöglicht die exakte Beurteilung der knöchernen Verletzungen. Bei Fragestellungen, die das Rückenmark oder die Nervenwurzeln betrefffen, kann eine zusätzliche Myelographie oder – bei Vorhandensein – eine Kernspintomographie notwendig werden. Im Bereich der Halswirbelsäule sind bei Verdacht auf diskoligamentäre Instabilitäten und bei fehlendem pathologischen Röntgenbefund der knöchernen Strukturen Funktionsaufnahmen zum Ausschluß einer Gefügelockerung notwendig.

Zusammenfassung

Die Wirbelsäule hat beim aufrechten Gang statische, als Bewegungsorgan dynamische und als Schutz für das Rückenmark und die Nervenwurzeln protektive Funktionen. Die Verletzung der Wirbelsäule ist durch Störung dieser Funktion gekennzeichnet und hat Instabilität, Deformation und neurologisches Defizit zur Folge. Zur Klassifizierung von Wirbelsäulenverletzungen wurden verschiedene Kriterien herangezogen, zum einen wurde der Verletzungsmechanismus und die Beschreibung der Deformation zugrunde gelegt, andere Autoren stellen funktionelle Gesichtspunkte in den Vordergrund und erhalten durch die Analyse der Verletzung in der Funktionseinheit Aufschluß über die Instabilität. Erst eine systematische Diagnostik ermöglicht die komplexe Beurteilung der Wirbelsäulenverletzung mit der sich daraus ergebenden Prognose.

Literatur

Böhler L (1951) Die Technik der Knochenbruchbehandlung, Bd 1. Maudrich, Wien, S 318–325

Denis F (1983) The three column spine and its significance in the classification of acute thoraco-lumbar spinal injuries. Spine 8:817–831

Louis R (1985) Die Chirurgie der Wirbelsäule. Springer, Berlin Heidelberg New York Tokyo, S 50–84

Magerl F (1985) Der Wirbel-Fixateur externe. In: Weber BG, Magerl F (Hrsg) Fixateur externe. Springer, Berlin Heidelberg New York Tokyo, S 291–297

McAfee PC, Yuan HA, Frederickson BE, Lubicky JP (1983) The value of computed tomography in thoraco-lumbar fractures. J Bone Joint Surg [Am] 65:461–473

Polster J (1980) Entstehungsmechanismus und Verletzungsfolgen von Frakturen und Luxationen. In: Burri C, Rüter A, Spier W (Hrsg) Verletzungen der Wirbelsäule. Springer, Berlin Heidelberg New York (Hefte zur Unfallheilkunde, Bd 149, S 15)

Wolter D (1985) Vorschlag für die Einteilung von Wirbelsäulenverletzungen. Springer, Berlin Heidelberg New York (Reihe: Unfallchirurgie 88, S 481–484

Bergung, Transport und Erste Hilfe

M. Leixnering

Einleitung

Gemessen an der Gesamtzahl der Verletzungen sind Wirbelsäulenfrakturen eher selten. Nimmt man internationale Statistiken zur Hand, beträgt die Verletzungshäufigkeit für Wirbelsäulenverletzungen beim Verkehrsunfall allgemein 2,8%. Werden Fußgänger von einem Pkw niedergestoßen, liegt die Häufigkeit für die Wirbelsäulenverletzungen bei 5%; werden Fahrrad- oder Motorradlenker von einem Pkw niedergestoßen, steigt die Zahl der Wirbelsäulenverletzungen bis auf 10% an. Von den Wirbelfrakturen sind 7% mit Querschnittslähmungen kombiniert. Aufgrund der großen Gewalteinwirkung durch das Trauma liegen meistens vollständige Lähmungen vor. Instabile Frakturformen können jedoch primär unvollständige Lähmungen zeigen. Diese können bei unsachgemäßer Bergung in vollständige Lähmungen verwandelt werden. Daher befindet sich jeder Patient mit einer Wirbelsäulenverletzung, mit oder ohne sofortige Querschnittssymptomatik, während der Bergung und des Transports in das Krankenhaus in Gefahr, durch unsachgemäße Maßnahmen zusätzliche irreversible Schäden zu erleiden.

Voraussetzung zur Erfüllung der Forderung, die Bergung mit geringster Belastung für die Wirbelsäule durchzuführen und v.a. die Forderung eines kurzen therapiefreien Intervalls, ist eine einwandfreie Organisation des Rettungsdienstes und ein hoher Standard ärztlichen Handelns an der Unfallstelle.

Mit vorliegendem Beitrag sollen die wichtigsten diagnostischen Schritte und primär therapeutischen Maßnahmen an der Unfallstelle dargestellt werden.

Diagnostik

Der Hinweis auf etwaige Wirbelsäulenverletzungen wird primär durch die Ermittlung des Unfallhergangs erbracht. Häufigste Ursachen sind Sturz aus der Höhe, Unfall im Straßenverkehr, Sport und Verschüttung. Durch den konsequenten Einsatz von Sicherheitsgurten und Nackenstützen sind die Wirbelsäulenverletzungen bei Fahrzeuginsassen durch direktes Trauma, wie z.B. durch Anschlagen des Schädels am Armaturenbrett oder Windschutzscheibe und dadurch bedingte massive Überstreckungen im Halswirbelbereich sehr selten geworden. Kommt es zum Überschlagen des Kraftfahrzeugs, können v.a. im Brust- und Lendenwirbelsäulenbereich Kompressions- und Stauchungsverletzungen auftreten.

Stellen wir den Verdacht einer Wirbelverletzung, so wird vorerst ein peripher nach zentral führender Untersuchungsablauf durchgeführt. Druckschmerzen an der Wirbelsäule, deutlich tastbare vorspringende Dornfortsätze, Bewegungsschmerzen, die durch vorsichtiges Anheben des Körpers ausgelöst werden können, sind wesentliche Hinweise für Frakturen. Ein grobneurologischer Status gibt rasch Hinweise auf Lähmungen. Durch die häufig vorliegende Bewußtlosigkeit muß auf die Sensibilitätsprüfung jedoch meistens verzichtet werden. Die Reflexprüfung ist in solchen Situationen oft die einzige diagnostische Möglichkeit. Durch Spontanbewegungen der Extremitäten und durch veränderte Atemmechanik können ebenfalls Rückschlüsse gezogen werden.

Im Zweiflslfall hat der Erstuntersucher immer so zu handeln, als ob eine Rückenmarkverletzung vorliege. Bei hoher Querschnittsläsion zeigen 80% der Gelähmten, v.a. durch die Unterbrechung der Sympatikusbahnen, die Symptomatik eines spinalen Schocks. Durch den Verlust des Gefäßtonus kommt es zur Hypotonie, begleitet von Tachykardie, die durch Infusionstherapie jedoch nicht beseitigt werden kann. An eine Verwechselung mit dem hypovolämischen Schock, der in 20% auftritt, muß immer gedacht werden.

Die exakte Beurteilung der Wirbelsäule hat deshalb so große Bedeutung, weil bereits an der Unfallstelle erste Maßnahmen getroffen werden müssen. Vor allem müssen folgende Fragen möglichst exakt und schnell beantwortet werden:

1) inkomplette oder komplette Querschnittsläsion,
2) vermutliche Höhe der Läsion,
3) Intervall zwischen Unfall und Auftreten der neurologischen Symptomatik,
4) eventuelle Zunahme der neurologischen Symptomatik.

Dabei geben das neurologische Kontrolldreieck an der oberen Extremität (C 6 – C 8 – Th 1) und an der unteren Extremität die eventuelle sakrale Aussparung bei S 5 eindeutige Hinweise, ob eine inkomplette oder komplette Querschnittsläsion vorliegt.

Neurologisch läßt sich auch eine Wurzelsymptomatik von einer Rückenmarksymptomatik abgrenzen. Bei einer segmentalen Wurzelläsion in der Höhe C 6 fehlt der Bizeps- und der Brachioradialisreflex, während die Handbeuger, der Fingerstrecker, die Fingerbeuger und die Mm. interosseii voll funktionsfähig sind. Der Sensibilitätsausfall betrifft die Außenseite des Unterarms, den Daumen und den Zeigefinger.

Bei Verletzung des Zervikalmarks in Höhe C 6 wird der Bizeps normal innerviert und das Strecken ist im Handgelenk möglich. Es fehlen dagegen die Funktion der Handbeuger, der Fingerstrecker, Fingerbeuger und der Interosseii. Der Brachioradialisreflex ist vorhanden, dagegen fehlt der Trizepsreflex. Die Sensibilität fehlt unterhalb des Segmentes C 6.

Bei einem freien Intervall zwischen Unfall und Lähmungseintritt besteht eine unbedingte Operationsindikation, ebenso bei einer Verschlechterung der Symptomatik. Daher soll die Höhe der Parese, falls diese an der Unfallstelle bereits festgestellt wird, am Patienten mit einem Hautstift eingezeichnet werden, um bei einer erneuten Untersuchung eine Progredienz feststellen zu können.

Primärtherapie

Die Aufrechterhaltung von Atmung und Kreislauf von Wirbelsäulenverletzten steht bei der Primärtherapie an der Unfallstelle im Vordergrund. Besonders bei Halswirbelsäulenverletzungen ist auf die Gefahr einer Atemdepression zu achten. Der Entschluß zur Intubation soll in solchen Fällen frühzeitig noch vor dem Abtransport gefaßt werden.

Frühzeitig soll auch mit der intravenösen Gabe von kurzwirksamen Analgetika begonnen werden, um eine ausreichende Schmerzlinderung bei Bergungsmanövern zu erzielen.

Als Volumenersatz sind kristalline Infusionslösungen am besten geeignet. Die Infusionstherapie soll immer unter Bedacht der Gefahr eines spinalen Schocks eingeleitet werden.

Bergung

Die Bergung eines Wirbelsäulenverletzten bedarf einer exakten Planung. Oftmaliges Umlagern verursacht nicht nur Schmerzen, sondern kann bei instabilen Frakturen eine Gefährdung des Rückenmarks bedeuten.

Sturzhelme, die von Lenkern einspuriger Fahrzeuge getragen werden, müssen noch vor dem eigentlichen Bergungsmanöver abgenommen werden. Dies erfolgt durch 2 Helfer, wobei der Kopf des Verletzten in leichter Überstreckung der Halswirbelsäule unter Längszug gehalten wird. Der 2. Helfer nimmt, ohne auf die Halswirbelsäule Kipp- und Rotationsbewegungen auszuüben, den Sturzhelm ab. Bei der Bergung eines Verletzten mit einer zervikalen Querschnittslähmung kann man zunächst mit dem Halsschienengriff die Halswirbelsäule stabilisieren und mit einer Schanzkrawatte oder einer Vakuumschiene die Wirbelsäule fixieren.

Halsschienengriff

Der Verletzte wird aufgefordert ruhig liegenzubleiben und jede aktive Bewegung zu unterlassen. Der Helfer umfaßt mit einer Hand den Nacken und hält mit der anderen Hand den Kopf des Verletzten als Rotationssicherung. Anschließend kann der Kopf auch auf die parallel geführten Unterarme des Helfers gelagert werden. Flexions- und Deflexionsstellungen sowie Rotationsbewegungen und Seitwärtsneigungen müssen absolut vermieden werden. Die Schienung mit einer Schanzkrawatte ist nicht ausreichend, weil sie die Rotationsbewegungen nicht verhindert. Aus diesem Grund ist eine Vakuumschiene, die exakt an die Halswirbelsäule und an den Kopf anmodelliert wird, zur Rotationssicherung besser geeignet.

Bei Querschnittsläsionen in Höhe der Brustwirbelsäule und der Lendenwirbelsäule kann der Wirbelsäulenverletzte mittels Schaufelgriff oder Schaufeltrage geborgen werden.

Schaufelgriff

Für die richtige Bergung mit dem Schaufelgriff sind 4 Helfer nötig. Von den 4 knien 3 Helfer knapp neben dem Verletzten. Der Helfer am Kopfende wendet den Halsschienengriff an. Die übrigen Helfer umfassen den Verletzten auf Brust- und Beckenhöhe und an den Unterschenkeln. Gleichzeitig erfolgt das Anheben des Verletzten nach dem Gabelstaplerprinzip. Die Koordination der Bewegungen und das gleichzeitige und gleichmäßige Aufstehen der Helfer unter Anweisung des Helfers am Kopfende des Patienten ist unbedingt erforderlich. Einfacher und schonender kann mit der Schaufeltrage geborgen werden. Diese kann von der Seite unter den Patienten geschoben werden, ohne ihn wesentlich anheben zu müssen. Die beiden Elemente werden anschließend verbunden, und der Verletzte kann nun mühelos weggetragen werden.

Die schonendste und bestmögliche Bergung Wirbelsäulenverletzter erfolgt mit 5 Helfern mit dem Brückengriff unter Lagerung auf einer Vakuummatratze.

Brückengriff

In weitem Grätschstand stehen 3 Helfer über dem Verletzten, der 4., meistens der Arzt, steht in umgekehrter Richtung, über dem Kopf des zu Bergenden. Die Kleidung des Verletzten wird in Höhe des Thorax, Beckens und Beines gerafft, bzw. wird der Körper an dieser Stelle mit den Händen unterfahren. Unter dem Kommando des Arztes soll nun ein absolut gleichzeitiges Anheben des Verletzten erfolgen, wobei besonders auch darauf geachtet werden muß, daß die Halswirbelsäule in Wirbelsäulenachse ohne Verkippung gehalten wird. Der 5. Helfer schiebt nun die Vakuummatratze unter den Verletzten, und das Bergungsmanöver kann nach vorsichtigem Auflegen des Patienten beendet werden. Vor dem Absaugen der Luft soll eine ausreichende Unterpolsterung der Halswirbelsäule und Beckenabschnitte mittels der in der Matratze befindlichen Kügelchen erfolgen.

Transport

In letzter Zeit hat sich der Hubschrauber als das am besten geeignete Transportmittel für Wirbelsäulenverletzungen erwiesen. Vorteile liegen hauptsächlich darin, daß eine qualifizierte Hilfe rasch am Unfallort eintreffen kann, ein relativ erschütterungsfreier und damit schonender Transport durchgeführt werden kann, und weiters die Möglichkeit besteht, oft weit entfernte unfallchirurgische Zentren mit Wirbelsäulenspezialabteilungen in kurzer Zeit erreichen zu können. Auch eine rasche Bergung aus unwegsamem Gelände ist mit dem Helikopter problemlos durchzuführen.

Nur durch die Primäreinlieferung in eine Spezialklinik kann dem Patienten eine frühzeitige Operation an der Wirbelsäule ermöglicht werden.

Falls der Transport mit Hubschrauber aus verschiedenen Gründen nicht möglich oder nicht sinnvoll erscheint, muß der Transport mittels Notarztwagen durchgeführt werden. Dabei ist zu achten, daß durch die Auswahl eines gut gefederten Fahrzeugtyps ein möglichst erschütterungsfreier und gleichmäßiger Transport stattfinden kann. Es muß auch die Möglichkeit der Überwachung des Verletzten während des Transports gewährleistet sein.

Falls der primäre Transport in eine Spezialklinik nicht erfolgen kann und der Patienten aufgrund anderer vital gefährdender Verletzungen in ein örtliches Krankenhaus eingeliefert wird, ist zur Abklärung der Wirbelsäulenverletzung eine Röntgendiagnostik der gesamten Wirbelsäule anzuraten.

Nach der Akutversorgung kann der Patient dann sekundär zur Versorgung der Wirbelsäulenverletzung in eine Spezialklinik transferiert werden. Der Transport soll auch in dieser Situation mit Spezialfahrzeugen bzw. dem Helikopter durchgeführt werden.

Bestehen Halswirbelsäulenverletzungen, eignet sich zur temporären Stabilisierung der Wirbelsäule der Halofixateur in Kombination mit der Haloweste am besten.

Der Halofixateur externe wird in Lokalanästhesie angelegt. Ein Helfer hält den Kopf durch den Halsschienengriff. Anschließend wird die dem Kopf entsprechende Ringgröße gewählt. Temporär wird der Ring mit 4 Justierschrauben am Schädel fixiert, wobei darauf zu achten ist, daß der Ring etwa 1 cm kranial der Ohren zu liegen kommt. Nach Desinfektion der Hautareale werden die Stifte eingedreht und kreuzweise mit dem Drehmomentschraubenzieher angezogen. Es sollen nicht mehr als 8 mkp pro Stift festgezogen werden. Falls es erforderlich erscheint, wird die dazupassende Haloweste angelegt. Der Kopf wird einjustiert und die Halswirbelsäule in die gewünschte Position gebracht. Der Halofixateur kann bis zur Operation in der Spezialklinik belassen werden. Es können damit präoperative Repositionen durchgeführt werden. Auch die intraoperative Extension ist mit Hilfe dieses Fixateurs leicht durchführbar.

Zusammenfassung

Die Überlebenschance eines Verletzten und die Rückbildung einer inkompletten Querschnittsläsion hängt entscheidend von der Zeitspanne zwischen Unfalleintritt und Therapiebeginn ab. Voraussetzung für eine korrekte Bergung eines Wirbelsäulenverletzten sind exakte Erstdiagnostik an der Unfallstelle durch entsprechend geschultes Fachpersonal und einwandfreie Organisation des Rettungsdienstes. Durch adäquates Schienungsmaterial und entsprechende Wahl des Transportfahrzeugs kann eine korrekte, schonende und rasche Einlieferung in eine Spezialklinik gewährleistet werden.

Akutbehandlung der Wirbelsäulenverletzung in der Klinik

H. Dittmer

Nach schonender Bergung und schonendem Transport wird der Patient mit einer festgestellten Wirbelsäulenverletzung oder dem Verdacht auf eine solche in die Notfallaufnahme eines Krankenhauses gebracht. Der begleitende Rettungssanitäter oder Notarzt berichtet über den Unfallhergang, evtl. schon festgestellte grobe Fehlstellungen im Wirbelsäulenbereich oder Schmwerzen in dieser Gegend sowie darüber, ob schon grob neurologische Ausfälle zu bemerken gewesen sind. Dies ist insbesondere dann wichtig, wenn es sich um einen polytraumatisierten Patienten handelt, der inzwischen intubiert ist, so daß er nicht mehr befragt und untersucht werden kann.

Jetzt stellt sich regelmäßig die Frage: Soll der Patient umgelagert werden oder auf der Vakuummatratze bleiben? Dabei ist sicher, daß der Patient ohnehin umgelagert werden muß, spätestens dann, wenn er in das Computertomogramm gebracht wird, da die Vakuummatratze niemals in die Röhre mit hineinpaßt. Auch bei der Röntgennativdiagnostik ist die Matratze äußerst hinderlich, da sie zwar in der a.-p.-Richtung, also von vorne ausreichende Bilder erlaubt. In der seitlichen Sicht sind die Aufnahmen aber schlecht.

In manchen Kliniken wird nun so verfahren, daß zunächst Übersichtsaufnahmen in der Vakuummatratze gefertigt werden. Wir gehen dagegen so vor, daß der Patient bereits im Schockraum umgelagert wird, da er ohnehin aus der Matratze herausgenommen werden muß und wir dann einen wesentlich besseren Zugang zu ihm haben und die Diagnostik erleichtert wird.

Nach der klinischen Untersuchung, die im Beitrag Eggers (S. 55) bereits ausführlich beschrieben ist, heben wir den Patienten mit mehreren Personen nach dem Gabelstaplerprinzip hoch, ziehen die Vakuummatratze heraus und lagern den Patienten auf ein Rettungstuch, wie es von der Feuerwehr benutzt wird. Es handelt sich dabei um ein festes Tuch mit Griffen an der Seite, mit dem wir den Patienten dann zum Röntgen und zum CT umlagern können.

Nach der orientierenden klinischen Untersuchung über das Gesamtverletzungsmuster des Patienten werden, falls nicht bereits geschehen, Zugänge für die Schocktherapie geschaffen sowie, falls nötig, der Patient intubiert und beatmet. Anläßlich der klinischen Untersuchung muß auch ein neurologischer Status erhoben werden, um spätere Veränderungen feststellen zu können und primär schon bestehende Veränderungen dokumentiert zu haben.

Falls der Patient nicht durch andere Verletzungen im Rahmen eines Polytraumas vital bedroht ist, so ist in unseren Augen an dieser Stelle jetzt die Untersuchung durch Nativröntgendiagnostik sowie die Untersuchung mit der Computertomographie angezeigt, wobei letztere unerläßlich ist, um einen genauen Überblick über die Verletzung zu erhalten, sowie eine Auskunft über die Frage, ob stabile Verhältnisse vorliegen oder nicht sowie, ob Fragmente im Spinalkanal liegen. Erst danach sind wir in der Lage, über die weitere Therapie zu entscheiden.

Hier muß nun zunächst einmal festgelegt werden, ob eine konservative oder operative Behandlung eingeschlagen wird.

Während bis vor wenigen Jahren nur darüber diskutiert wurde, ob eine Aufrichtung von Kompressionsbrüchen und Fixation im Gipsmieder durchgeführt würde, oder bei instabilen Verhältnissen eine langdauernde Lagerung im Gipsbett, oder auf der anderen Seite eine frühfunktionelle Behandlung, so sind heute die Indikationen für eine Operation wesentlich weiter gestellt. Der Grund dafür sind verbesserte Diagnosetechniken, neue verläßliche Implantate und Operationstechniken.

Aus heutiger Sicht ist eine Indikation zur Operation, d.h. zur Stabilisierung und auch ggf. zur Rückenmarkdekompression immer dann gegeben, wenn:

1) ein neurologisches Defizit besteht, also ein inkompletter Querschnitt und besonders ein solcher mit Verschlechterungstendenz.

Darüber hinaus wird aber auch beim kompletten Querschnitt heute allgemein die Operation befürwortet. Das Rückenmark wird entlastet und die Wirbelsäule stabilisiert, denn in der ersten Stunde ist es niemals ganz sicher, wie komplett ein Querschnitt wirklich ist, und in einzelnen Fällen sind nach rascher Entlastung Rückbildungen beobachtet worden. Auch wenn es nicht zu einer neurologischen Erholung kommt, so ist die Rehabilitation des Patienten durch eine stabile Wirbelsäule wesentlich erleichtert.

2) Eine Operationsindikation besteht auch immer dann, wenn instabile Verhältnisse an der Wirbelsäule bestehen, auch ohne ein neurologisches Defizit.

Während einer weiteren Behandlung könnte es darunter leicht zu einer Verschiebung und zu einer Rückenmarkkompression kommen.

3) Auch unter stabilen Verhältnissen sehen wir heute eine Anzeige zur Operation in stärkeren Knickbildungen der Wirbelsäule.

Die Deutsche Arbeitsgemeinschaft für Wirbelsäulenchirurgie befürwortete die Operation bei Knickbildungen im Brustwirbelsäulenbereich von ungefähr 30°, im Lendenwirbelbereich bereits ab 15° und bei Knickbildungen zur Seite auch etwa ab 15°. Der Grund hierfür ist, daß solche Achsenabweichungen im Laufe der Zeit noch zunehmen und dann durch Überlastung der hinteren Bänder und durch Fehlstellung in den kleinen Gelenken zu chronischen Rückenschmerzen führen. Die Entwicklung auf dem Gebiet der Wirbelsäulenchirurgie ist noch sehr jung, so daß diese Indikationen zur Operation sicherlich noch keine absolute Allgemeingültigkeit haben und an verschiedenen Krankenhäusern unterschiedlich gehandhabt werden und sich möglicherweise auch in den nächsten Jahren noch ändern werden.

Hat man sich entschieden, den Patienten *konservativ* zu behandeln, so wird er auf einer harten Unterlage flach gelagert und bleibt für einige Tage im Bett, bis nach etwa 4–5 Tagen die Schmerzen soweit abgeklungen sind, daß mit der Mobilisation begonnen werden kann. Begleitet wird diese mit intensiver Krankengymnastik zum Aufbau der Rückenmuskulatur, isometrischen Übungen, Bewegungsbad etc. Der stationäre Aufenthalt beträgt meist 1½–2 Wochen.

Ist die Indikation zur *Operation* gegeben, so ist von langem Zuwarten keine Besserung zu erwarten. Bei neurologischem Defizit soll so bald als möglich operiert werden und auch sonst werden wir nicht mehr als 1–2 Tage verstreichen lassen, da die Reposition mit zunehmender Zeit immer schwieriger durchzuführen ist. Beim Polytraumatisierten fällt die Versorgung der Wirbelsäulenverletzungen in die 2. Operationsphase, d.h. sie ist zwar dringlich, aber gehört nicht zu den akut lebensrettenden Operationen (intraabdominelle Blutung, Spannungspneu, intrazerebrale Blutung), die absoute Priorität für die 1. Operationsphase besitzen. Die 2. Operationsphase beginnt nach der Stabilisierung der vitalen Parameter.

Im folgenden soll anhand von einigen Beispielen die in unserem Haus durchgeführte Operationstechnik beschrieben werden, wobei der Umfang dieses Abschnitts im Vergleich zu dem vorhergehenden nicht darüber hinwegtäuschen soll, daß nach wie vor der überwiegende Teil, nämlich rund ¾ der Wirbelbrüche konservativ behandelt wird.

Abbildung 1 zeigt einen sog. Halofixateur, eine semikonservative Behandlungsmethode: Ein Metallring wird durch 4 Schrauben an der Kopfkalotte befestigt und an einer Rumpfweste fixiert. Mit dieser Vorrichtung kann man an der Wirbelsäule reponieren und einen gewissen Längszug ausüben. Er eignet sich zur Behandlung von unverschobenen Brüchen des Dens, einfachen

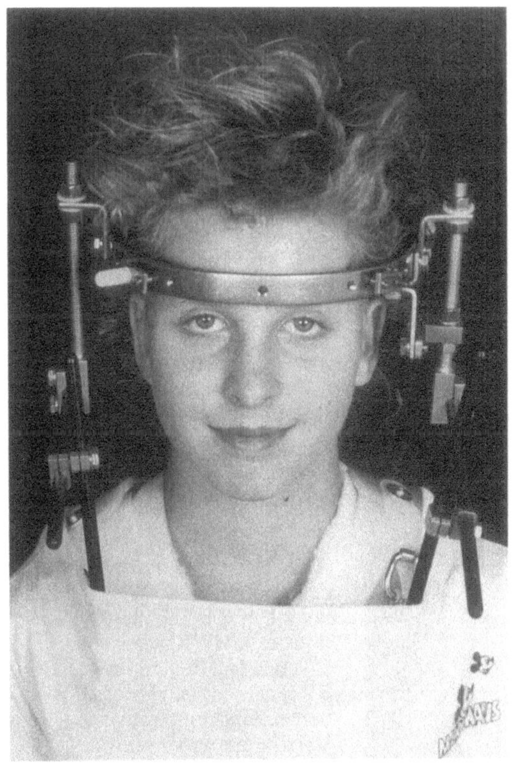

Abb. 1. Halofixateur bei einem 15jährigen Mädchen mit Kettenfraktur der HWS

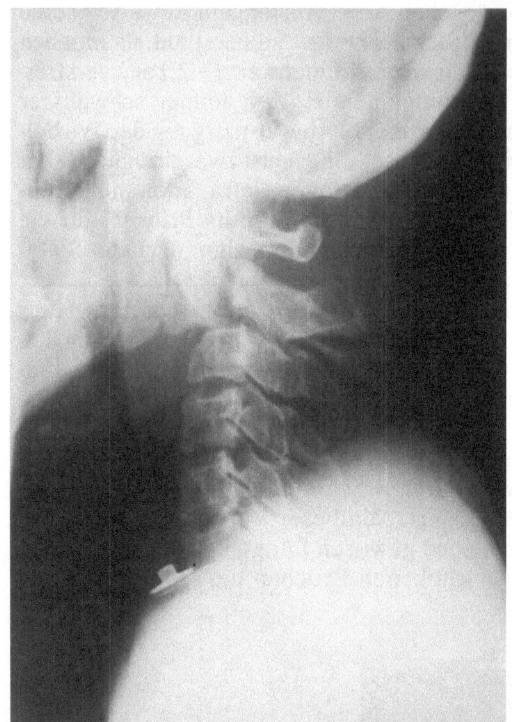

a

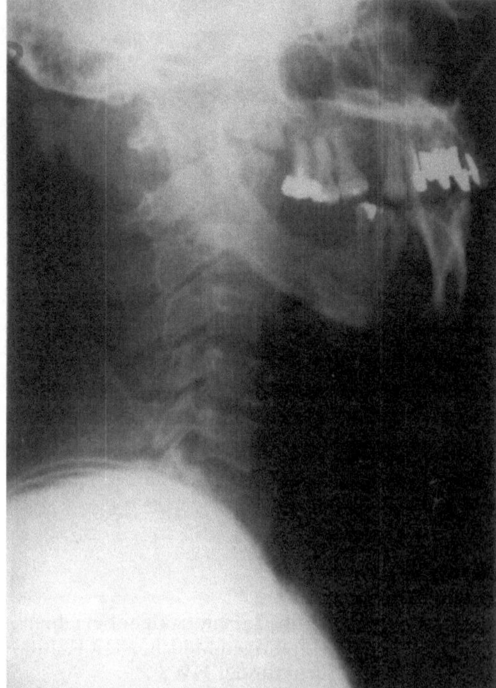

b

Abb. 2a–c. „Hangman's fracture" einer polytraumatisierten Patientin. **a** Unfallaufnahme mit Luxation des 2. HWK gegen den 3. HWK und Bogenbruch; **b** Reposition nach Extensionsbehandlung; **c** operative Versorgung durch ventrale Fusion C 2/C 3

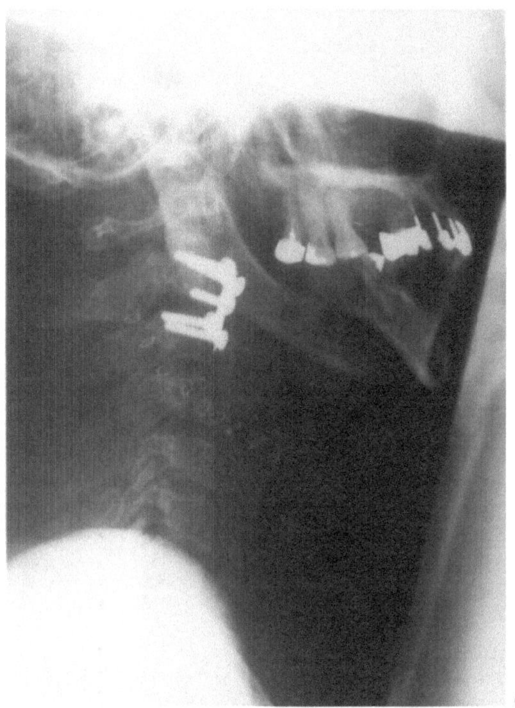

c

Brüchen des 1. Halswirbels und stabilen Brüchen der oberen Halswirbelsäule und ist dem Diademgips deshalb vorzuziehen, weil er stabiler und bequemer zu tragen ist.

Abbildung 2a zeigt das Röntgenbild einer Luxationsfraktur des 2. Halswirbels mit Verschiebung gegen den 3., eine Verletzungskombination, die unter dem Namen „hangman's fractue" bekannt ist. Sie entsteht durch eine brüske Extension des Kopfes, die beim Erhängen mit dem vorne liegenden Knoten auftreten kann, aber in der Praxis heute meist durch Autounfälle entsteht, wobei der nichtangeschnallte Patient mit der Stirn so anprallt, daß der Kopf massiv nach hinten gedrückt wird. Das Überleben wird durch den sog. lebensrettenden Bogenbruch des 2. Halswirbels ermöglicht, wodurch es nicht zu einer Abklemmung des Rückenmarks kommt. Trotzdem muß nach vorübergehender Ruhigstellung und Extension mit einer Crutchfield-Zange (Abb. 2b) eine Operation durchgeführt werden, die darin besteht, daß der 2. mit dem 3. Halswirbel durch ein kleines vorne aufgelegtes Plättchen versteift wird (Abb. 2c). Die hier dargestellte Patientin hatte im übrigen bei einem Verkehrsunfall ein Polytrauma erlitten und kam mit einem schweren hämorrhagischen Schock mit einem Hb von 4 g% (2,48 mmol/l) in die Klinik. Die Ursache hierfür waren Oberschenkelbrüche beiderseits, die in diesem Falle, wie oben beschrieben, als lebensrettende Sofortoperation simultan versorgt wurden. Die HWS-Fraktur war nicht akut lebensbedrohlich und wurde erst in der

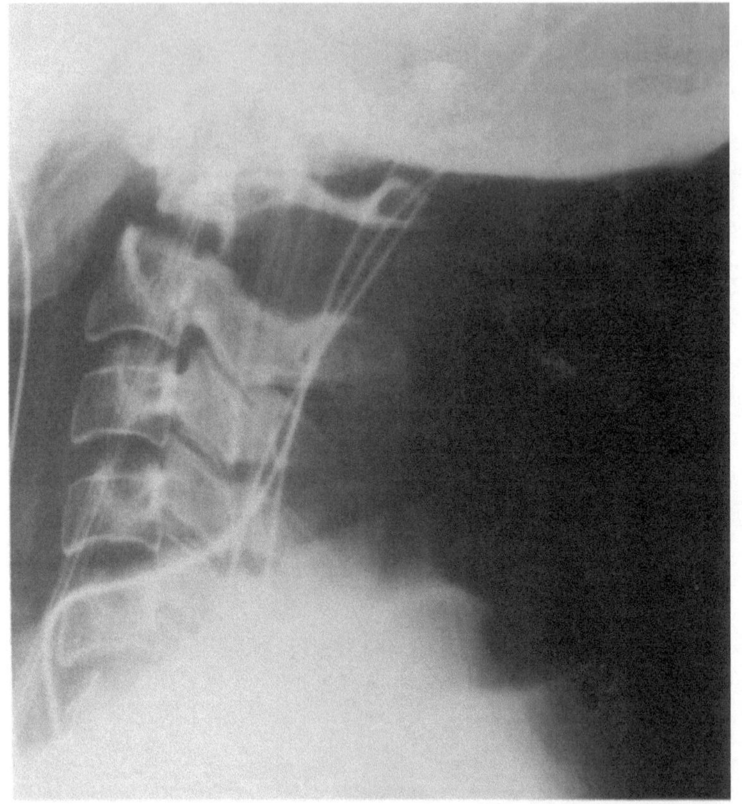

a

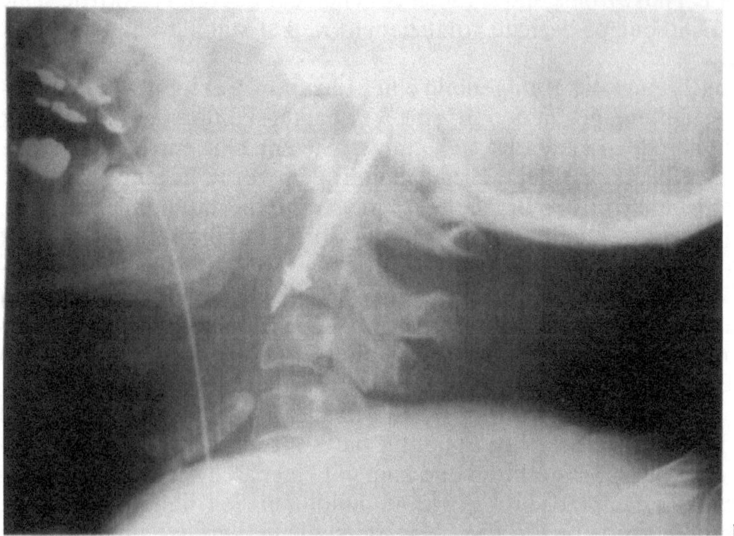

b

Abb. 3a, b. Polytraumatisierte Patientin mit Fraktur des Dens axis mit Verschiebung und Distraktion. **a** Unfallaufnahme; **b** Versorgung mittels Schraube und Spickdraht

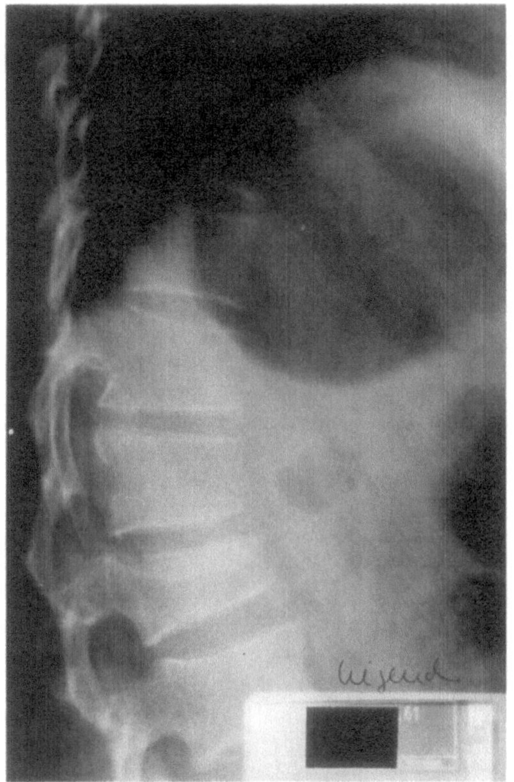

a

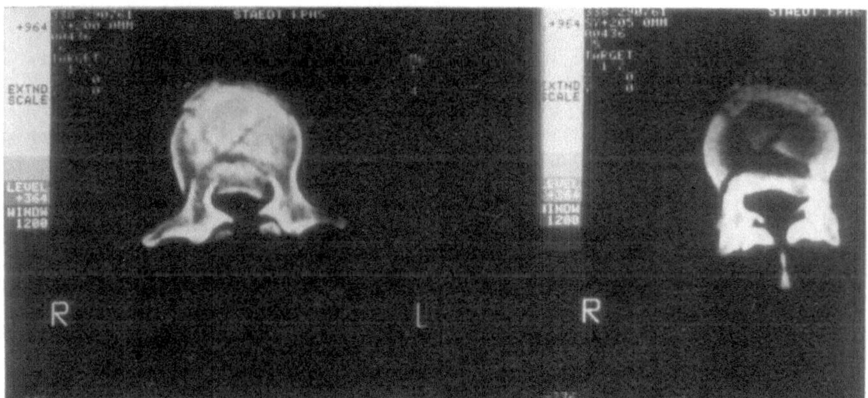

b

Abb. 4a–d. Kompressionsfraktur. **a** 1. Lendenwirbel mit Achsenknick um 20°; **b** zum gleichen Zeitpunkt zeigt das CT Verlagerung eines Fragmentes in den Spinalkanal, der dadurch um gut ⅓ verlegt wird; **c** Versorgung durch Fixateur interne, Aufrichtung des Wirbels und Spongiosaplastik; **d** Zustand nach 1 Jahr und nach durchgeführter Metallentfernung; der Patient ist völlig beschwerdefrei

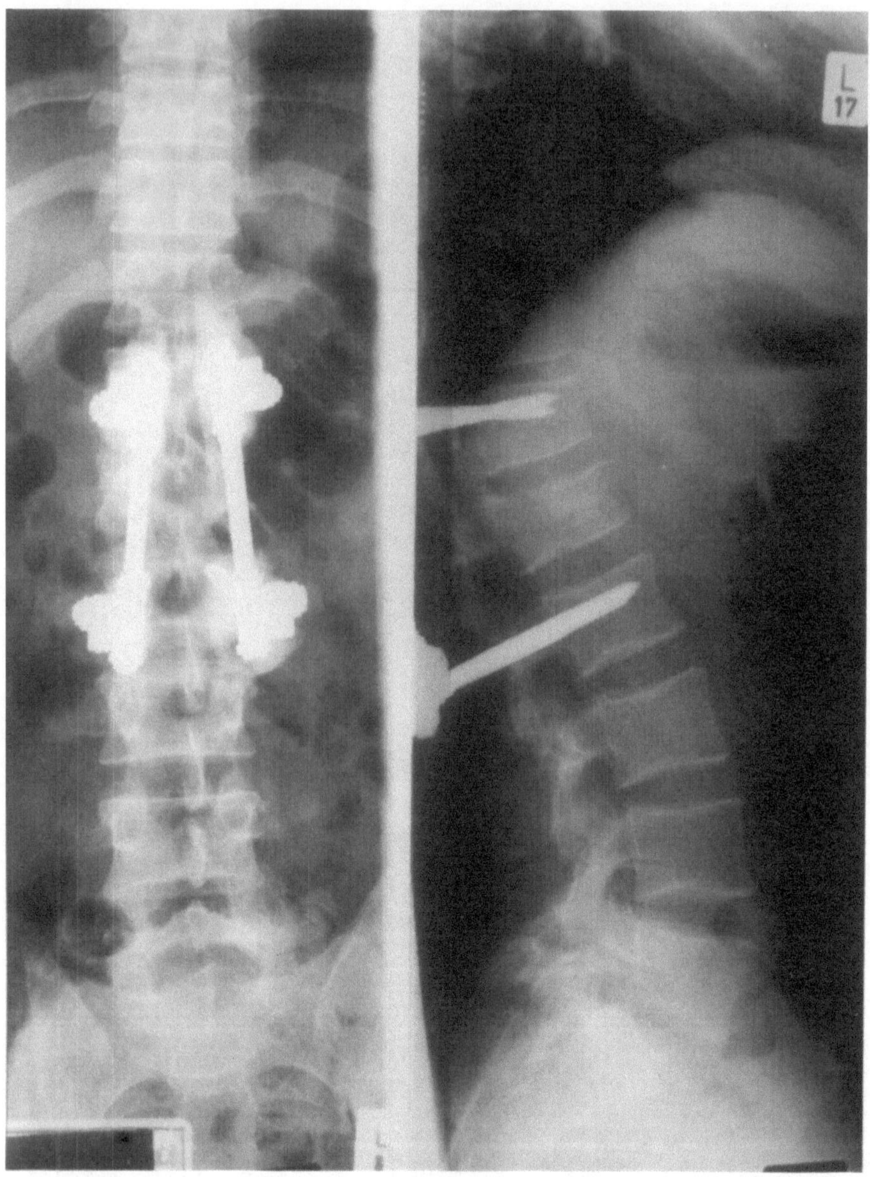

c

2. Phase 48 h später stabilisiert, wobei in gleicher Sitzung noch eine Mittelgesichtsfraktur operiert wurde.

Abbildung 3a, b zeigt Aufnahmen einer polytraumatisierten Patientin mit Abbruch des Dens axis. Es gibt durchaus Bruchformen, die sich konservativ behandeln lassen, ein solcher Abbruch direkt an der Basis mit Diastase wird jedoch niemals heilen und zu einer Pseudarthrose führen, die eine ständige

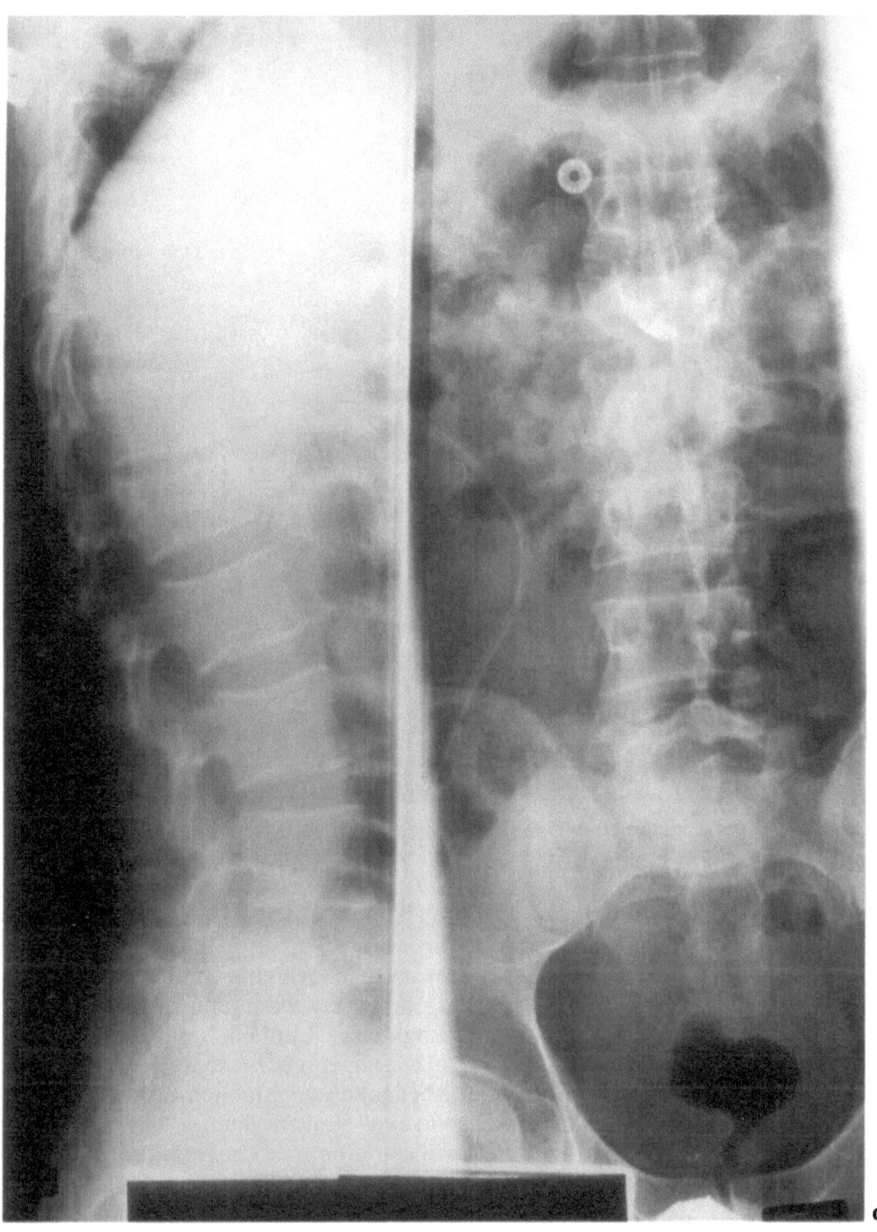
d

Lebensbedrohung darstellt. Bevorzugte Art der Versorgung stellt die direkte Verschraubung des Dens axis dar (Abb. 3b), die ebenfalls von einem vorderen Zugang von der Unterkante des 2. Halswirbels aus durchgeführt wird.

Frakturen im Brust- und Lendenwirbelsäulenbereich wurden bis vor wenigen Jahren mit dem eigentlich zur Skoliosebehandlung entwickelten Harring-

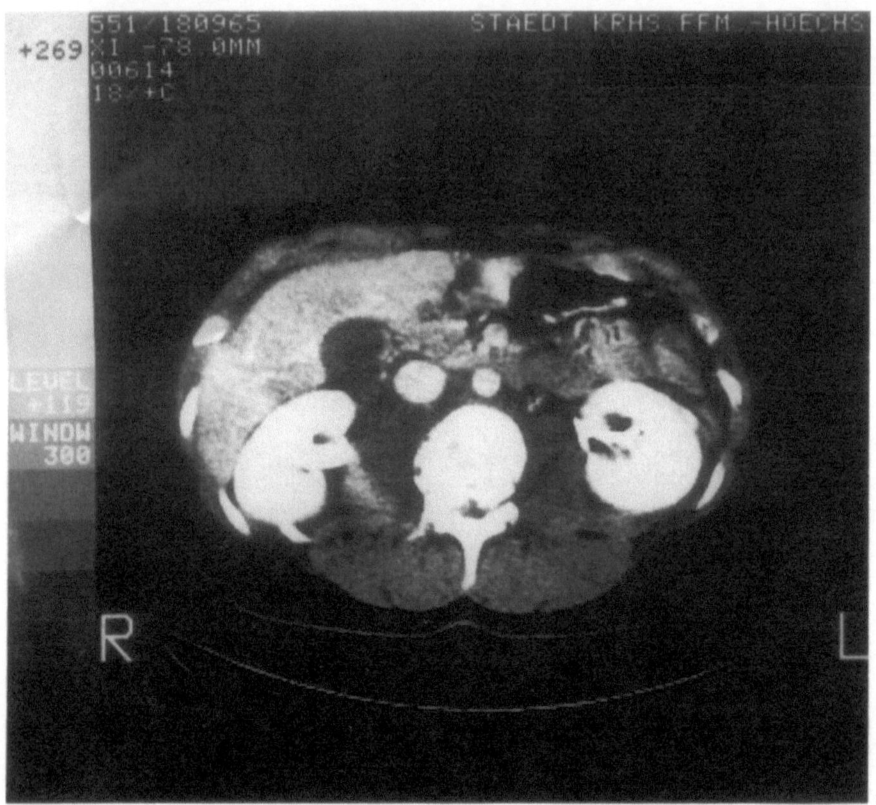

a

Abb. 5a, b. Berstungsbruch. **a** Unfallaufnahme des 3. Lendenwirbels mit fast kompletter Verlegung des Spinalkanals; **b** Kontroll-CT mit wieder durchgängigem Spinalkanal

ton-Instrumentarium behandelt. Dieses hatte jedoch eine Reihe von Nachteilen: mangelhafte Stabilität, Versteifung langer Strecken, ungenügende Repositionsmöglichkeit. Erst die Verankerung von Schrauben, die durch die Wirbelbogenwurzeln hinein in den Wirbelkörper eingebracht werden und dort sehr guten Halt finden, brachte die Möglichkeit zur stabilen Osteosynthese. Abbildung 4a–c zeigt das Übersichtsbild eines jungen Mannes, der nach Sturz aus dem 2. Stock offenbar nur eine harmlose Kompressionsfraktur des 1. Lendenwirbels erlitten hat, allerdings mit einem Achsenknick von 20°. Das CT zeigt dagegen, daß es sich um eine Flexionsdistraktionsfraktur handelt mit Verlagerung eines größeren Fragments in den Spinalkanal (nach Wolter Typ A/B 1), wodurch sich die Indikation zur Operation in verstärktem Maße ergibt. Die Reposition und Aufrichtung erfolgt mit einem Fixateur interne (Abb. 4c), der Defekt im zusammengebrochenen Wirbelkörper wird ebenfalls von hinten durch einen Bohrkanal durch die Bogenwurzel mit eigenem Knochen aufgefüllt. Die Metallentfernung nach 1½ Jahren zeigt eine weitgehend unveränderte Form des verletzten Wirbels.

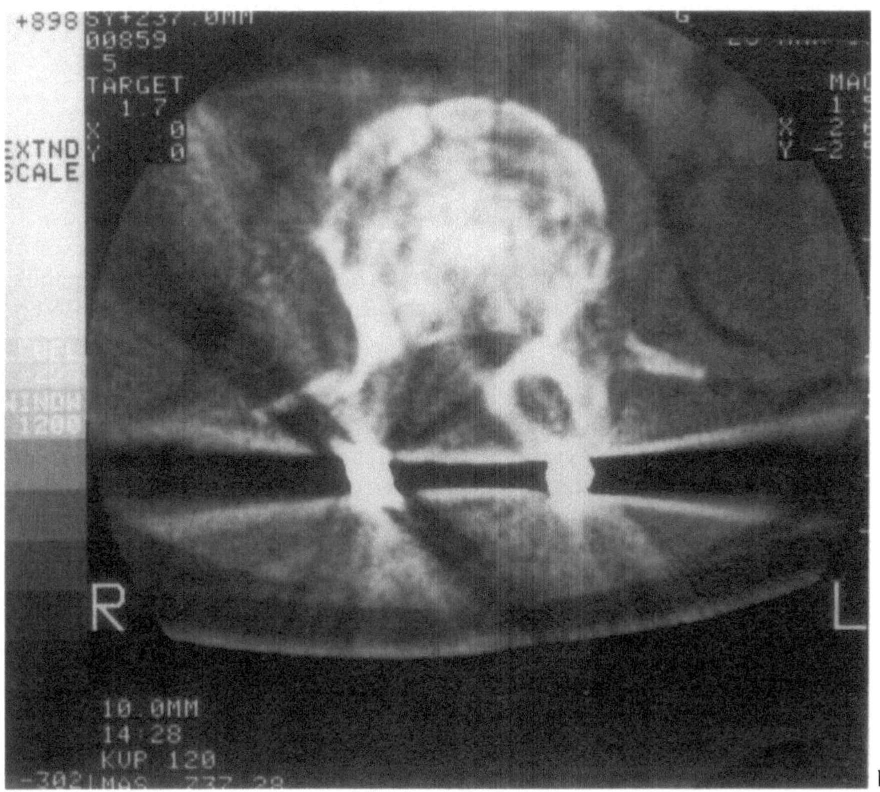

b

Das letzte Beispiel (Abb. 5a, b) stammt von einem jungen Mädchen, das in suizidaler Absicht aus dem 2. Stock gesprungen ist. Es handelt sich um einen Berstungsbruch des 3. Lendenwirbels mit weitgehender Verlegung des Spinalkanals zu mindestens ⅔. Es bestand eine Teillähmung von Blase, Mastdarm und im Bereich der unteren Extremitäten. Aus diesem Grunde erfolgte eine notfallmäßige Operation mit Aufrichtung des Wirbels mit Hilfe eines Fixateur interne. Das Kontroll-CT zeigt nach wenigen Tagen, daß der Spinalkanal wieder frei ist und sich die Fragmente richtig angelagert haben. Die Patientin hat eine fast völlige Wiederherstellung ihrer Lähmungen erfahren.

Die auf diese Weise operierten Patienten sind in aller Regel soweit stabil versorgt, daß man sie nach kurzer Zeit, evtl. auch nach Anlage eines abnehmbaren Mieders, mobilisieren kann, sie ins Bewegungsbad verbringen und einer raschen Rehabilitation zuführen.

Erstversorgung, Bergung und Erstmaßnahmen beim Rückenmarkverletzten

S. Rösler

Von jährlich etwa 6000 Wirbelsäulenverletzungen in der Bundesrepublik Deutschland gehen ca. 1000 mit Rückenmarkverletzungen einher. Der Verkehrsunfall ist hierbei die häufigste Ursache.

Letzteres hat zur Folge, daß Rückenmarkverletzungen nicht mehr isoliert, sondern im Rahmen von Mehrfachverletzungen und Polytraumen in Erscheinung treten. Die Erfahrungen der letzten 25 Jahre bestätigen, daß die optimale Therapie und Rehabilitation in einem ganz auf die Erfordernisse der Rückenmarkverletzten ausgerichteten Zentrum erreicht werden kann. Erhöhter Anfall von frischen Rückenmarkverletzten besteht an verlängerten Wochenenden, während der Urlaubszeit, der Badezeit und der Motorradsaison.

Da die geographische Verteilung der Zentren so beschaffen ist, daß ein solches nicht in jedem Fall primär zu erreichen ist, muß jede chirurgische Abteilung oder Klinik, die Unfallverletzte aufnimmt, mit der Erst- und Frühbehandlung dieser Verletzten vertraut sein.

Wenn man davon ausgeht, daß die Rehabilitation des Rückenmarkverletzten bereits am Unfallort beginnen muß, dann gelten auch für Notärzte und alle Helfer folgende Grundregeln für jegliche Bergungsmaßnahmen:

1) Vermeidung zusätzlicher Schädigungen von Rückenmarkstrukturen;
2) wenn notwendig und möglich: schonende Stellungskorrektur bei sichtbarer Abknickung in einem Wirbelsäulensegment als erste Dekompressionsmaßnahme.

Eigentliche Repositionsmanöver an der Bergungsstelle sind gefährlich, nicht erforderlich und daher zu unterlassen.

Vor der Bergung sind folgende diagnostische Überlegungen und Untersuchungen notwendig zur Feststellung der Rückenmarkbeteiligung:

Bestimmte Unfallvorgänge weisen auf die Möglichkeit und Art einer Wirbelsäulenverletzung hin. Weitere Hinweise bieten eine Abknickung der Wirbelsäule oder Zwangshaltungen sowie Spontan- oder Druckschmerzen. Die wichtigsten Symptome aber sind sensible und motorische Ausfälle.

Bei bewußtlosen, polytraumatisierten Patienten können, sofern die vitalen Funktionen erhalten oder wiederhergestellt sind, Muskeltonus und Reflexe geprüft werden, zumal Reflexverlust auf einen spinalen Schock hinweist. Eine weiterführende Wirbelsäulen- oder neurologische Untersuchung an der Unfallstelle ist nicht notwendig und auch unzweckmäßig, da zu gefährlich, zeitaufwendig und unergiebig.

Im Zweifelsfall empfiehlt es sich immer, wie beim Vorliegen einer Wirbelsäulenverletzung zu handeln. Die Bergung muß schonend erfolgen, ohne vermeidbare Bewegungen der Wirbelsäule, ohne übermäßigen Zug, ohne Stauchung, v.a. aber ohne Abknickung.

Die schonendste Lagerung ist die auf dem Rücken, wobei die physiologischen Krümmungen durch Unterlegen von Decken oder Schaumgummipolster unterfüttert oder auf der Vakuummatratze geformt werden können. Bei starkem Druckschmerz oder extremer Fehlstellung, besonders an der HWS, ist die Neutralstellung anzustreben. Die Unterlage muß unbedingt unnachgiebig sein.

Das Anheben des Verletzten hat durch 3 Helfer zu erfolgen, indem diese von einer Seite her ihre Arme gleichzeitig unter den Rücken des Verletzten schieben (nach dem Gabelstaplerprinzip). Ein weiterer Helfer oder der Notarzt hält hierbei den Kopf unter leichtem Zug und wenn möglich leichter Überstreckung. Er gibt auch das Kommando zum gleichzeitigen Anheben und Niederlegen des Verletzten.

Bei HWS-Verletzten sollte auch während des Transportes der Kopf fixiert gehalten und evtl. der leichte Dauerzug an der HWS beibehalten bleiben.

Bei Behinderung der Rippenatmung und bei HWS-Verletzten mit vermutetem Ausfall der Zwerchfellatmung muß intubiert und beatmet werden.

Die Rückenlage ist, wenn möglich, selbst bei bewußtlosen Patienten beizubehalten. Der Patient muß jedoch dann besonders aufmerksam beobachtet werden, zumal eine Schluckstörung bestehen kann. Die Aspiration im Fall des Erbrechens zu vermeiden gelingt z.B. durch Einlegen eines Trachealtubus in den Ösophagus und Abblockung. Dies erleichtert auch im Fall einer hinzukommenden Ateminsuffizienz die vorübergehende Beatmung über eine Maske.

Neben den wichtigen Maßnahmen der Bergung und Lagerung darf bei Polytraumatisierten die Behandlung des Verletzungs- und Volumenmangelschocks von Anfang an nicht vernachlässigt werden; man darf sich auch nicht durch noch normale Blutdruckwerte täuschen lassen.

Zu den Sofortmaßnahmen zählen wir ferner die Gabe von Kallikreininaktivator (2mal 500 000 Einheiten), des weiteren infundieren wir 500 ml Glycerosteril, was während der ersten 10 Behandlungstage fortgesetzt wird, zur Behandlung oder Prophylaxe eines Spinalödems. Darüber hinaus injizieren wir 100–120 mg eines Kortisonderivates initial.

Während des Transports sind Erschütterungen zu vermeiden. Schonung geht vor Schnelligkeit.

Zunächst sollte das nächstgelegene Krankenhaus angefahren werden, es sei denn, ein Zentrum für Rückenmarkverletzte liegt in der Nähe, oder es steht sofort ein Hubschrauber zum Transport zur Verfügung.

Erst dort sollte nach Röntgenuntersuchungen und Feststellung der neurologischen Ausfälle sowie nach der Versorgung lebensbedrohlicher Begleitverletzungen entschieden werden, ob eine Verlegung in eine Spezialabteilung für Rückenmarkverletzte in der Akutphase oder erst zu einem späteren Zeitpunkt durchzuführen ist.

Vor jeder Verlegung muß auf jeden Fall eine Röntgenaufnahme der Lunge angefertigt werden, um eine Pneumothorax auszuschließen. Luxationen an Extremitätengelenken sind zu reponieren, Frakturen zu schienen. Die Möglichkeit eines stumpfen Bauchtraumas, insbesondere einer Milzverletzung, muß zuverlässig ausgeschlossen werden. Bei ca. 3% unserer Rückenmarkverletzten lag auch eine Milzverletzung vor.

Wenn die Verlegung angezeigt ist, soll sie nach Möglichkeit auf dem Luftweg erfolgen. Eine schnellstmögliche Information über vorhandene Bettenkapazitäten in Spezialkliniken erhält man über die „Anlaufstelle für die Vermittlung von Betten für Querschnittgelähmte“ am BG-Unfallkrankenhaus Hamburg (Tel.: 0 40/73 96 15 48). Diese ist Tag und Nacht erreichbar.

Operative Maßnahmen an der Wirbelsäule in der Akutphase sind nicht immer notwendig. Die absoluten Indikationen sind offene Rückenmarkverletzungen, beginnende oder progrediente neurologische Symptomatik und raumbeengende intraspinale Knochenfragmente auch bei unauffälligem Neurostatus.

Reine stabilisierende Maßnahmen, ohne vorliegende Einengung oder Raumforderung im Spinalkanal sind in der Akutphase nicht vorrangig.

Eine allzu konservative Einstellung muß ebenso abgelehnt werden. Man kann sich nicht nur am Lähmungsbild orientieren. Auch eine anfangs komplette Lähmung kann sich evtl. zurückbilden, und eine Rückbildung von Lähmungserscheinungen ist evtl. auch bei einer bestehen bleibenden Raumforderung im Spinalkanal möglich. Bleibt diese und eine zusätzliche Instabilität bestehen, so sind später sekundäre neurologische Ausfälle möglich, eine Spätmyelopathie oder eine sog. Claudicatio spinalis, wobei ein geringes Trauma wie z.B. ein Schleudertrauma der HWS genügt, um weitere neurologische Schäden zu setzen.

Nicht immer erfüllen sich die Wunschvorstellungen v.a. der Neurochirurgen, zum einen, was die schnellstmögliche Verlegung anbelangt, zum zweiten, was die Rückbildung von Lähmungserscheinungen postoperativ anbetrifft.

Bei Polytraumatisierten stehen andere vital gefährdende Verletzungen oft im Vordergrund, oder die Verletzten sind aufgrund der Gesamtsituation nicht so belastbar. Zu bedenken ist auch, daß durch operative Eingriffe eine geschlossene in eine offene Fraktur verwandelt wird, mit entsprechendem Infektionsrisiko. Darüber hinaus bedeutet der operative Eingriff eine weitere Stabilitätsminderung und evtl. auch Rückenmarkschädigung infolge Durchblutungsstörung oder eines postoperativen Ödems.

Bei Luxationen im Bereich der HWS und des HWS/BWS-Übergangs (die oft nicht röntgenologisch, sondern nur im CT dargestellt werden können), reicht oft auch die Versorgung mit einer Extension am Haloring. Bei verbliebener oder wiedererlangter Gehfähigkeit kann der Patient mit Haloweste, die mit Distraktionsgestänge am Haloring befestigt wird, frühzeitig mobilisiert werden. Ist allein durch Extension, evtl. über ein Hypomochlion in Form einer Nackenrolle die Verrenkung nicht reponierbar, so muß eine manuelle Reposition in Allgemeinnarkose und vollständiger Relaxation unter Bildwandlerkontrolle versucht werden. Gelingt auch dies nicht, muß eine Sofortoperation erwogen bzw. angestrebt werden.

Zur fortlaufenden Beurteilung der Lungenfunktion sind Blutgasanalysen und Röntgenkontrollen anfänglich häufig notwendig. Lungenkomplikationen stellen in der Frühphase die häufigste Todesursache dar. Neben mukolytischer Behandlung ist Atemtherapie mit Vibrationsmassagen und Abhusthilfe gelegentlich erforderlich. Zu beachten ist, daß bei Halsmarkverletzten durch Manipulationen, wie Absaugen, Herzstillstände ausgelöst werden können. Sie lassen sich meistens durch manuelle (präkordialer Faustschlag) oder elektrotherapeutische Maßnahmen in Verbindung mit entsprechender medikamentöser Therapie beheben.

Während der ersten 4 Behandlungstage ist der durch Lähmung der Vasomotoren, Verschiebung der Elektrolyt- und Eiweißverhältnisse, Herabsetzung des Gewebswiderstands und Einschränkung der vegetativen Steuerungsvorgänge entstandene Volumenmangelschock mit Flüssigkeits-, Eiweiß- und Kohlenhydratzufuhr auszugleichen und wiederholt zu bilanzieren.

Die Urinableitung kann bei Blasen-Mastdarmlähmung anfänglich durch Dauerkatheter erfolgen, sollte jedoch spätestens ab dem 3. Tag durch mehrmaliges tägliches Katheterisieren ersetzt werden.

Ist Ausscheidungskontrolle notwendig oder liegen Verletzungen der ableitenden Harnwege vor, legen wir anfangs einen suprapubischen Katheter ein. Längere Ableitung über Dauerkatheter via naturalis führt immer zu Harninfekten, da es die Keimaszension begünstigt. Die Stuhlentleerung erreichen wir am 2. oder 3. Behandlungstag durch die Gabe von Laxantien als Suppositorien oder per infusionem (mit Bepanthen und Prostigmin).

Wegen der starken Thrombosegefährdung medizieren wir täglich 2- bis 3mal 5000 IE Heparin. Voraussetzung für die Wirksamkeit ist ein im Normbereich liegender AT-III-Spiegel (80–100%).

Zur Verhinderung von Druckgeschwüren ist regelmäßiger (4stündlicher) Lagewechsel oder die Lagerung in einem Spezialbett erforderlich wie Quaderbett, Sandbett oder Drehbett.

Diese Darstellungen machen deutlich, daß ein früher oft verfolgter therapeutischer Nihilismus gerade in der akuten Gefährdungsphase, die etwa 2 Wochen andauert, nicht mehr zu rechtfertigen ist. Die Sofortmaßnahmen beim Rückenmarkverletzten sind unaufschiebbare Notmaßnahmen, und Versäumnisse in dieser Phase belasten alle weiteren therapeutischen Bemühungen auf Wochen oder Monate oder noch länger.

Rehabilitation ist nicht der Ersatz für unterlassene Behandlung.

Abschließend soll noch anhand von 3 Verletzungsbildern die Bedeutung der Computertomographie gezeigt werden, insbesondere am HWS- bzw. BWS-Übergang und in einem Fall die Gefahren und Komplikationsmöglichkeiten, die bei der falschen Wahl des Transportmittels und der Verlegung zum ungeeigneten Zeitpunkt auftreten.

1. Beispiel:

Im ersten Fall handelt es sich um einen 23jährigen Mann, der auf dem Rücksitz eines Pkw schlafend in einen Unfall geriet. Er erlitt eine motorisch komplett erscheinende Paraplegie unterhalb C 7. Röntgenologisch konnte eine knöcherne Verletzung nicht dargestellt werden. Im CT kam eine deutliche Einengung des Spinalkanals bis auf 7 mm in Höhe des 1. BWK zur Darstellung infolge Berstungsfraktur. Therapeutisch erfolgte sofortige Teilresektion des 1. BWK bis auf seitliche Wirbelkörperreste, eine anteilige Ausräumung der Bandscheiben zwischen C 7/Th 1 und Th 1/Th 2. Es wurde ein kortikospongiöser Block eingebracht und mittels Doppel-H-Platte von ventral stabilisiert.

Nach 4 Wochen konnte die Mobilisation im Rollstuhl erfolgen. Neurologisch bildeten sich leider nur die sensiblen Störungen teilweise zurück, das motorische Lähmungsbild blieb komplett.

2. Beispiel:

Ein 52jähriger Maurer war etwa 1,5 m tief von einem Baugerüst gestürzt und dabei mit dem Hinterkopf aufgeschlagen. Nach kurzer Bewußtlosigkeit klagte er über Lähmungserscheinungen in den Händen und den Beinen. Der hinzugerufene Notarzt veranlaßte wegen der Irritation des Rückenmarks nicht die Einweisung in das nächstgelegene Krankenhaus, sondern in ein etwa 15 km entferntes Zentrum. Der Verletzte wurde auf einer Vakuummatratze schonend gelagert unter leichter Überstreckung der HWS. Schon während des Transports bildeten sich die Lähmungserscheinungen, v.a. im Bereich der unteren Gliedmaßen, die Sensibilitätsstörungen der Fußrücken und die Zehenheberschwäche zurück.

Röntgenologisch konnte an der HWS wieder keinerlei knöcherne Verletzung dargestellt werden. Aufgrund der neurologischen Störungen wurde ein CT des HWS/BWS-Übergangs angefertigt. Hierauf stellte sich eine Verschiebung des 2. gegen den 1. BWK nach dorsal um 0,5 cm dar, mit entsprechender Einengung des Spinalkanals auf eine maximale Weite von 10 mm.

Therapeutisch wurde mit angelegtem Haloring extendiert. Es trat eine Remission aller neurologischer Störungen auf; 14 Tage nach dem Unfallgeschehen konnte im CT keine Verschiebung der Wirbelkörper gegeneinander mehr nachgewiesen werden. Daraufhin erfolgte Mobilisierung mit Haloweste.

3. Beispiel:

Im letzten Fall handelt es sich um einen 24jährigen Mann, der bei einem Motorradrennen verunfallt war. Zunächst erfolgte Einweisung in ein etwa 60 km entferntes Krankenhaus mittels Hubschrauber. Dort diagnostizierte man u.a. instabile Frakturen des 4.–6. BWK mit kompletter Querschnittlähmung unterhalb Th 2, ein Schädel-Hirn-Trauma mit Gesichtsschädelverletzungen sowie Lungenkontusion und Pneumothorax beiderseits.

Diagnostisch wurde eine digitale Subtraktionsangiographie und Lavage durchgeführt, zum Ausschluß einer Gefäßverletzung bzw. einer intraabdominellen Blutung. Im Schädel-CT konnte keine intrakranielle Blutung nachgewiesen werden.

Therapeutisch wurden Thoraxdrainagen beiderseits eingelegt, der Patient wurde intubiert und kontrolliert beatmet. Anschließend erfolgte die Verlegung in eine größere Klinik. Aufgrund des schlechten Allgemeinzustands konnten dort jedoch keine operativen Maßnahmen an der Wirbelsäule durchgeführt werden. Der Verletzte wurde abschwellend und antibiotisch behandelt; 2 Tage später wurde er extubiert und am 5. Behandlungstag erfolgte auf Drängen der Eltern die Verlegung in unser Zentrum. Zu diesem Zeitpunkt waren bereits auch die Thoraxdrainagen entfernt. Der Transport erfolgte mittels Krankenwagen ohne ärztliche Begleitung. Die Entfernung betrug ca. 70 km.

Am Abend des Verlegungstages traten Temperaturerhöhung und zunehmende respiratorische Insuffizienz auf. Es kam zum Blutdruckabfall und röntgenologisch zur Entwicklung einer Schocklunge. Bei ebenfalls bestehenden Gerinnungsstörungen traten auch Blutungen in die Harnblase auf, mit der Gefahr der Blasentamponade. Er mußte intubiert und beatmet, bilanziert und infundiert werden. Am 9. Tag ab Unfalldatum wurde ein Kontroll-CT des Schädels angefertigt. Es stellte sich eine Subarachnoidalblutung über dem Tentorium und ein leichtes Hirnödem dar; 6 Tage später war das Hämatom teilresorbiert. Der Patient erholte sich, die Lähmung blieb unverändert.

Teil III
Notfälle in der Augenheilkunde

Lebensbedrohliche bakterielle Orbitaprozesse

A. Mohr

Bakterielle Orbitaprozesse gehören zu den Krankheiten, die im Notfallwesen oft in ihrem Bild verkannt und damit in den Konsequenzen nicht nur für den Patienten unterschätzt werden. Insbesondere ist der Notarzt oft im Rahmen des Bereitschaftsdienstes mit der Symptomatik und der Differentialdiagnose eines solchen Krankheitsbilds befaßt, darüber hinaus auch mit der Frage der weiteren Versorgung eines solchen Patienten.

Untersucht man die epidemiologischen Fakten einer Orbitalphlegmone, so wird in der Literatur allgemein die Letalität an einer solchen Erkrankung um die Jahrhundertwende bei 20% angegeben, wobei heute bei sofort begonnener maximaler antibiotischer und chirurgischer Therapie eine Sterblichkeit von ca. 1% zu verzeichnen ist. Hoch gefährdet sind hierbei Personen, die eine orbitale Infektion mit primär seltenen Erregern aufweisen oder auch ein geschwächtes Abwehrsystem haben, wobei oft Kombinationen von beiden Faktoren zu nennen sind.

Die am häufigsten angeführte Ursache eines orbitalen Entzündungssyndroms ist die eines sinugen fortgeleiteten Prozesses. In der Literatur schwankt die Häufigkeit einer solchen Genese zwischen 45 und 75%. An zweiter Stelle folgen dann Patienten, bei denen eine exogene Schädigung zu einer Orbitalentzündung führte. Hierbei sind insbesondere kleinere Lidverletzungen zu nennen, wo durch unterlassene Sondierung eine Verletzung des Septum orbitale zu einer Orbitalphlegmone führt. Insbesondere führen kleine Holzsplitter, wie sie oft bei der Gartenarbeit vorkommen, praktisch immer zu einer orbitalen Phlegmone, wenn nur eine schnelle äußeren Wundversorgung ohne Fremdkörperdiagnostik durchgeführt wurde. Weitere Ursachen einer orbitalen Entzündung liegen insbesondere im Kindesalter in der Fortleitung eines osteomyelitischen Herdes im Bereich der Zahnwurzel.

Aus der Anatomie ist bekannt, daß die mediale Orbitawand keine kontinuierliche Trennung der Siebbeinzellen von der Orbita bildet. Vielmehr können über zahlreiche Septen und Dehiszenzen in der medialen Orbitawand in kürzester Zeit Erreger von den Siebbeinzellen in die Orbita eindringen. In der ersten Stufe eines orbitalen Entzündungssyndroms kommt es so über ein Orbitabegleitödem bzw. einer Periostitis anterior sive posterior entweder direkt zu einer Orbitalphlegmone oder erst über den Umgang eines subperiostalen Abszesses bzw. eines Orbitaabszesses zu einer phlegmonösen Ausbreitung.

Jedem Stadium eines orbitalen Entzündungssyndroms kann ein entsprechendes klinisches Korrelat zugeordnet werden. Während man bei einer Periostitis und einem Orbitabegleitödem eine Schwellung der Lider sowie eine Bindehautchemose erwartet, kommt es in der nächsten Stufe z.B. beim subperiostalen Abszeß bereits zu einer Protrusio bulbi, Motilitätsstörungen und Bewegungsschmerzen des Augapfels. Bei einer phlegmonösen Ausbreitung der Entzündung in die Orbita, können darüber hinaus noch Fundusveränderungen wie z.B. septische Embolien ophthalmoskopisch verifiziert werden, während der Patient bereits bei der Erstuntersuchung über eine Visusreduktion klagt. Mit der diagnostizierten Symptomatik eines subperiostalen Abszesses ist bereits die Indikation zur stationären Aufnahme eines solchen Patienten gegeben.

In das Erregerspektrum der bakteriellen Orbitaentzündung sind neben den zu erwartenden Staphylokokken und Diplokokken bis zu 30% Anaerobier einzuschließen, weshalb die antibiotische Abdeckung primär auch auf dieses Feld auszudehnen ist. Sie besteht deshalb am besten aus Antibiotika der modernen Cephalosporinreihe in Kombination mit Metronidazol.

Einige Worte zur Sicherung der Diagnose eines Orbitaentzündungssyndroms:

Bei klinischem Verdacht auf ein Orbitaentzündungssyndrom ist bei negativer konventioneller Nasennebenhöhlenaufnahme, auf die ja zuerst der Verdacht fällt, eine Diagnose oder der Ausschluß mit Ultraschall oder der Computertomographie zu erzwingen. Vor allen Dingen in der ersten Stufe der orbitalen Entzündung dem Begleitödem hat die Sonographie mit ihren typischen Echos im A-Bild eine hohe diagnostische Aussagekraft. Die Aussagefähigkeit einer Routineaufnahme der Orbita wird weiter eingeschränkt, da selbst ein Orbitaabszeß in einer solchen Aufnahme nicht zu erkennen wäre. Solche Konstellationen ergeben sich in der klinischen Beobachtung relativ häufig, während man bei Erstuntersuchungen oft nur eine Bindehautchemose und eine Ober- und Unterlidschwellung findet, kann innerhalb von 24 h eine massive phlegmonöse Ausbreitung des Prozesses erfolgt sein. Deshalb muß, wie bereits angeführt, im Frühstadium die Ursache einer solchen Erkrankung geklärt werden.

Obwohl heute doch bedeutend mehr der Patienten das Krankheitsbild einer Orbitalphlegmone überleben, sind doch eine Reihe von Komplikationen lokaler und fortgeleiteter Art zu verzeichnen, die dann noch weiter reduziert werden können, wenn sofort sinnvoll gehandelt wird. Die Komplikationen einer solchen Entzündung zeigen sich am häufigsten durch Visusreduktionen bis hin zur Amaurose über Netzhaut-Aderhaut-Infarkte oder über Zentralarterienverschlüsse.

Hierbei sind die Zentralarterienverschlüsse meist exogen druckbedingt, was durch die deutliche Infiltration der Orbita mit entzündlichen Zellen leicht verständlich wird. In einer Übersichtsstatistik wurde von Parunovic (1982) immerhin in 18% der Fälle eine solche Komplikation gesehen.

Weitere bleibende Komplikationen, wie z.B. Motilitätsstörungen oder ein persistierender Exophthalmus, die beide das Endergebnis von narbigen Verziehungen des Orbitainhaltes darstellen, werden in ca. 10% der Fälle gesehen. Seltener folgen Optikusatrophien mit ihren markanten Gesichtsfeldausfällen sowie eine Keratitis e lagophthalmo.

Eine über den Orbitainhalt hinaus fortgeleitete Komplikation stellt z.B. eine Sinus-cavernosus-Thrombose dar. Dieses Krankheitsbild manifestiert sich in einer Bewußtseinstrübung mit meningealen Symptomen, Pupillarmuskelstörungen und ggf. Krampfanfällen. Eine weitere sehr gefürchtete Komplikation einer Orbitalphlegmone stellen die Hirnabszesse bzw. die subduralen Empyeme dar. Alle diese aufgeführten Komplikationen sind beim Vollbild einer Orbitalphlegmone in ca. 2% aller Krankheitsfälle zu verzeichnen.

Die Orbitaentzündung stellt somit nicht nur ein das Überleben sicherndes Problem dar, sondern fordert umgehendes und sinnvolles Handeln.

Zusammengefaßt lassen sich somit 3 therapeutische Zielsetzungen erkennen:

1) primäre Herde sind unbedingt zu sanieren,
2) orbitale Entzündungen sind sinnvoll zu behandeln,
3) Tertiärkomplikationen, vor allen Dingen fortgeleiteter Art, sind unbedingt vorzubeugen.

Bulbusverletzungen

M. Schäfer

Einleitung und Bemerkungen zur Anatomie des Auges

Das Auge ist für uns Menschen ein wichtiges Sinnesorgan mit höchster Differenzierung.

Hier 2 Beispiele, die verdeutlichen, mit welcher Feinheit und welcher Komplexität die Natur unser Auge ausgestattet hat. So finden wir als 1. Beispiel bei den sechs das Auge bewegenden Muskeln die höchste Zuordnung von Nervenzellen zu den Muskelfasern, nämlich ca. 1 : 5 (zum Vergleich Skelettmuskel ca. 1:200 bis 1:500). Exakteste Einstellbewegungen der Netzhautmitte werden so möglich.

Das 2. Beispiel ist die Netzhautmitte selbst, wo sich auf 1 mm^2 120 000 Sinneszellen befinden, die feinste Lichteindrücke aufnehmen, differenzieren und über den Sehnerv zum Gehirn weiterleiten. Hierdurch ist das enorme Auflösungsvermögen des Auges zu erklären.

Erkrankungen dieses Sinnesorgans sind daher ein äußerst einschneidendes Ereignis. Eine mehr oder minder starke Herabsetzung des Sehvermögens, erst recht jedoch eine Erblindung, beeinflussen und verändern das persönliche und gesellschaftliche Leben, das soziale und berufliche Dasein in erheblichem Maße. Nicht selten müssen Lebensgewohnheiten im privaten Bereich und Beruf radikal geändert werden. So sind Wesensänderungen als Folge einer Erblindung regelmäßig anzutreffen. All dies trifft besonders zu, wenn Erkrankungen das Auge plötzlich treffen, wie dieses bei Unfällen mit Verletzungen und Verätzungen, aber auch bei den augenärztlichen Notfällen eintreten kann.

Zum besseren Verständnis der Erkrankungen zunächst kurz die Anatomie des Sehorgans:

Der Augapfel liegt eingebettet in der knöchernen Augenhöhle und wird nach vorne hin von den mit einer derben Lichtplatte durchsetzten Lidern weiterhin geschützt. Die knöcherne Umgrenzung der Orbita ist den Nasennebenhöhlen benachbart, oft nur durch eine dünne Knochenlamelle von ihnen getrennt. Befeuchtet wird das Auge vom Sekret der Tränendrüse, die im temporal oberen Anteil der Orbita liegt. Die Tränenflüssigkeit fließt über die ableitenden Tränenwege aus dem inneren Lidwinkel über den Tränensack in den Nasen-Rachen-Raum ab. Das Auge selbst besitzt außer der nach vorne auf der Innenseite der Lider und auf den Augapfel übergehenden Bindehaut 3 weitere Häute:

1) Die Lederhaut, die wie der Name sagt, der Festigkeit und dem Schutz des Augeninneren dient und nach vorne in die klare durchsichtige Hornhaut übergeht.

2) Darunter liegt die gefäßführende Aderhaut, welche die Strukturen des Auges mit Sauerstoff versorgt und die den Ziliarkörper und die Regenbogenhaut mit dem Sehloch, der Pupille, bildet.
3) Innen schließlich, wie eine Tapete das Auge auskleidend, findet sich die Sinneszellenschicht, die lichtempfindliche Netzhaut.

Im Auge selbst finden wir noch die Linse, sie liegt aufgehängt am Ziliarkörper hinter der Pupille und kann durch Veränderungen ihrer Dicke das Bild auf der Netzhaut für die Ferne und die Nähe scharf einstellen. Ihre Eintrübung heißt „grauer Star“ oder „Katarakt“. Vor der Linse und der Regenbogenhaut bis hin zur Hornhaut bildet sich die vordere Augenkammer.

Der weitaus größte Raum des Auges ist mit dem gallertartigen, ebenfalls durchsichtigen Glaskörper ausgefüllt.

Werfen wir einen Blick auf die Netzhaut, so sehen wir das typische Bild wie bei der Netzhautspiegelung mit dem Ophthalmoskop: Der Sehnervenkopf, auf dem die blutzu- und abführenden Gefäße zu sehen sind, die von der A. ophthalmica aus der Carotis interna versorgt werden. Die Mitte der Netzhaut, die Macula lutea mit der Fovea centralis zeigt den bereits erwähnten Quadratmillimeter des schärfsten Sehens. Stäbchen und Zapfen nehmen den Lichteindruck auf und wandeln ihn in elektrische Potentiale um. Diese lichtempfindlichen Nervenzellen der Netzhaut sammeln sich im Sehnerven, der vom Augapfel in den Schädel zieht. Nach Kreuzung des Sehnerven im Chiasma ziehen die Sehnervenbahnen quer durch das Gehirn. Im Hinterhaupt, in der Area striata, werden die ankommenden elektrischen Potentiale wieder transferiert und so der Seheindruck im Großhirn bewußt gemacht.

Ein letzter Hinweis dient noch dem Augendruck. Um die Spannung des Augapfels aufrechtzuerhalten, ist ein Fließsystem mit gleichem Zu- und Abfluß erforderlich. Diese Flüssigkeit wird im Ziliarkörper gebildet und fließt durch die Pupille und über dem Schlemm-Kanal im Kammerwinkel der vorderen Augenkammer ab. Der normale Augendruck liegt etwa zwischen 10 und 20 mmHg[1]. Ist er erhöht, so spricht man vom „grünen Star“ oder „Glaukom“.

Verätzungen und Verletzungen des Bulbus

Die verschiedensten Formen der Verletzungen sind eine der verbreitetsten Ursachen für Augenerkrankungen. Ungefähr 10% aller Patienten, die eine Augenklinik aufsuchen, sind durch ein Trauma geschädigt. Der Anteil von Augenerkrankungen bei Arbeitsunfällen wird je nach Industriezweig zwischen 20 und 50% geschätzt. Dabei spielt die besondere Exposition des visuellen Kontrollorgans bei den meisten handwerklichen und maschinellen Arbeitsvorgängen eine große Rolle.

Ein in den letzten Jahren zunehmender Anteil der Augenverletzungen kommt aus „nicht am Arbeitsplatz“ stattfindenden Unfällen, angefangen vom einfachen Fremdkörper der Hornhaut über Daumennagelverletzungen, Faustschlagverletzungen, Bastel- und Heimwerkerverletzungen, Feuerwerkskörperverletzungen bis zu Sportunfällen und Verkehrsunfällen.

[1] 1 mmHg = 133,32 Pa.

Diese Verletzungen z.B. treffen in zunehmendem Maße auch Kinder, wie aus der Statistik von (258) perforierenden Verletzungen hervorgeht.

Bedenkt man, daß durch geeignete Schutzmaßnahmen und Aufmerksamkeit des Arbeiters bzw. des Patienten die allermeisten Unfälle zu verhindern wären, so wird die Bedeutung von Schutzmaßnahmen in Betrieben und im privaten Bereich in das rechte Licht gestellt.

Hierzu zählen:

1) Tragen von Schutzbrillen zur Vermeidung von Fremdkörpereinsprengungen, Strahlenverletzungen, Blendungsverletzungen und Schutz vor Verätzungen;
2) Überprüfung von Arbeitsgeräten und Maschinen auf ihre Sicherheit;
3) Anlegen von Sicherheitsgurten sowie Verbundglasfrontscheiben im Kraftfahrzeug, wodurch bereits in den letzten 10 Jahren die Anzahl der schwersten Verkehrsunfälle mit Erblindung deutlich zurückgegangen ist;
4) Verbot oder Kontrolle beim Spiel mit Pfeil und Bogen, Schleudern und Spielzeugpistolen;
5) Übergang zu automatischen Arbeitsabläufen bei speziellen industriellen Produktherstellungen;
6) Auflisten von Unfallstatistiken und Ursachenforschung, Anpassung der Arbeitsverhältnisse an spezielle Erfordernisse und nicht zuletzt – und das ist der beste Schutz –
7) die Wachsamkeit und Aufmerksamkeit des Menschen selbst.

Verbrennungsverletzungen

Eine Unterteilung kann man in direkte und indirekte Verbrennungseinwirkungen aufstellen: Direkte Verbrennungen treten vor allen Dingen bei offenen Flammen, an Hochöfen, Kaminen und Grillfeuern, bei Verpuffungen und stark erhitzten Dämpfen und v.a. durch glühende flüssige Metallschmelzen auf. Meist sind bei Teerverbrennungen das Gesicht und die Lider betroffen; das Auge selbst gut geschützt durch den reflektiven Lidverschluß nur selten verletzt.

Bei hocherhitzten flüssigen Metallen und Glas können Bindehaut-Hornhaut-Verbrennungen mit späterem Leucoma corneae, ja sogar ganze Bulbuswandverbrennungen eintreten, die zum Verlust des Auges führen. Die Behandlung am Unfallort erfolgt durch Entfernung des glühenden Metalls, Abdecken mit antibiotischer Salbe, Verband und Überweisung in die Augenklinik. Hier ist dann die Therapie ähnlich der später aufzuführenden Verätzungen. Daneben muß jedoch oft ein Dermatologe hinzugezogen werden, um narbige Schrumpfungen der Lider und Spätfolgen zu verhindern.

Indirekte Verbrennungseinwirkungen, auch als Elektrotrauma bezeichnet, finden sich bei Blitzschlägen und Starkstromverletzungen. Liegt das Auge zwischen Eintritt und Austrittsstelle des Stromes, so bildet sich als typisches Zeichen der Verletzung nach Wochen und Monaten eine Cataracta electrica.

Strahlenverletzungen zeigen ebenfalls indirekte Verbrennungsfolgen. Der Schaden durch Strahlen wird vom Absorptionsgrad der Strahlung im Gewebe bestimmt. Absorbiert das Gewebe die Strahlen, so kann es zu Schäden durch

Temperaturanstieg, fotochemische Reaktion und fotoelektrische Reaktionen kommen. Unter anderem können Infrarotstrahlen, die nur wenig im Gewebe resorbiert werden, nur bei stärkster Strahlung Schäden setzen. Als historisch zu bezeichnen ist aus dieser Spalte der Feuerstar der Glasbläser und Hochofenarbeiter. Immer wieder treten auch Infrarotschäden auf, bei der Beobachtung einer Sonnenfinsternis ohne Schutzglas und bei längerer Sicht in die Sonne bei geistig Behinderten und Drogenabhängigen. Ähnlich stark können Strahlenanteile bei Atombombenexplosion wirken.

Ultraviolettstrahlen werden stark an der Hornhaut absorbiert. Verblitzungen beim Schweißen, Anwendungen von Höhensonnen und schutzloses Auge im Hochgebirge sind die häufigsten Schäden. Sie führen zur Keratitis fotoelectrica. Ionisierende Strahlen wie Röntgen-, Radium- und β- sowie γ-Strahlen sind uns bekannt von den Strahlenkarzinomen der Haut. Sie führen am Auge durch Schädigung des Linsenepithels zur Strahlenkatarakt. Dabei liegt die untere Dosis bei etwa 2 Gy. In der Regel müssen jedoch 6–10 Gy auftreten, um eine Katarakt zu erzeugen.

Verätzungen

Der Grad der Gewebsschädigung durch eine chemische Noxe hängt von ihrer Konzentration und dem pH-Wert ab, von ihrer Menge, der Einwirkungsdauer und Intensität, in der sie an das Auge gerät, und natürlich vom Zeitpunkt des Einsetzens und der Art der Behandlung. Die schwersten Verätzungen sehen wir in der chemischen Industrie. Besonders groß ist diese Gefahr, wenn vorhandene und vorgeschriebene Schutzmaßnahmen nicht beachtet werden.

Aber auch der private Umgang mit Chemikalien ist wichtig: So fällt seit einiger Zeit bei Hausfrauen eine Zunahme der Verätzungen durch Toilettenreiniger auf. In der Landwirtschaft und auch bei Hobbyarbeiten stehen die Kalkverätzungen im Vordergrund. Die Säureverätzungen sind gekennzeichnet durch Eiweißfällung und Koagulationsnekrosen, d.h. der Gewebsschaden ist gleich vorhanden und verhindert ein weiteres Eindringen der Noxe in die Tiefe.

Alkali- oder Laugenverätzungen stehen mit 43% zahlenmäßig an der Spitze der Augenverätzungen. Sie sind charakterisiert durch eine sog. Kolliquationsnekrose: d.h. Auflösen von Eiweiß mit Freiwerden des Weges in die Tiefe. Nach Tagen, Monaten und Jahren wirken die Laugenverätzungen im Gewebe nach und zerstören langsam das Auge. Bei Kalkverätzungen kommt noch hinzu, daß einmal die Wirkung vom Löschungsgrad des ins Auge gelangten Materials abhängt und v.a. aber davon, ob die Substanzbröckel aus dem Konjunktivalsack entfernt werden oder ob sie dort längere Zeit verbleiben. Ist der Kalk ungelöscht, so kommt zu der chemischen noch die Hitzereaktion, die beim Löschen des Kalks durch die Tränenflüssigkeit eintritt.

Einige Bemerkungen zu Tränengasverätzungen: Verstäubtes Tränengas bewirkt lediglich eine profuse Tränensekretion, u.U. eine Nekrose der oberflächlichen Epithelschichten der Hornhaut. Diese wächst ohne Narbenbildung nach.

Dagegen erzeugen Nahschüsse mit Tränengaspistolen durch die gleichzeitige Einwirkung des Explosionsmaterials schwere Verätzungen mit Nekrosen aller Hornhautschichten. Sorgfältige Säuberung, Spülung und Klinikeinweisung sollten durchgeführt werden. Verätzungen geringen Grades sind gekennzeichnet durch Rötung der Lider und der Konjunktiva, Lichtscheue und Blepharospasmus.

Die Chemose der Bindehaut kann stark ausgeprägt sein, die Hornhaut zeigt eine Epitheltrübung oder eine Erosio corneae.

Stärkere Verätzungen gehen mit Blasen und Ödem der Lider sowie einer Ptosis einher. Im Bindehautbereich finden sich Ischämiebezirke bei denen unter der Spaltlampe das Sistieren der Blutströme in den Gefäßen und der Episklera sichtbar wird. Das Hornhautparenchym ist grau-weiß getrübt und verdickt.

Bei stärksten Verätzungen ist eine totale weißliche Hornhauttrübung nach Art des gekochten Fischauges typisch. Meist ist hier eine erhebliche Iritis vorhanden, es besteht die Gefahr des Sekundärglaukoms mit Kataraktbildung.

Bei der Behandlung der Verätzungen ist das 1. Gebot die schnellstmögliche Entfernung der ätzenden Substanz durch manuelles Ausstreichen von Ätzstoffen aus dem Bindehautsack, etwa Kalk, und vor allen Dingen durch nachhaltige Spülung des Auges.

Hierzu können neutralisierende Lösungen oder Pufferlösungen verwandt werden, diese sind jedoch bei dem akuten Ereignis des Unfalls oft nicht vorhanden, daher wird man eine sorgfältige Spülung mit Wasser vornehmen müssen.

Der 2. Schritt der Behandlung ist die schnellstmögliche Einweisung in eine Augenklinik, wo dann weitere therapeutische Maßnahmen erfolgen müssen, wie z.B. die Inzision der Bindehaut, um den Abfluß der Noxe nach außen zu erleichtern, Gaben von Vitamin C in die Spülflüssigkeit, subkonjunktivale Unterspritzung der Bindehaut mit Eigenblut als Pufferlösung u.ä.

In den letzten Jahren hat sich die schnelle, lokale und allgemeine Therapie mit Steroidpräparaten in Kombination mit Antibiotika bewährt, hierdurch sollen die Vernarbungsprozesse gebremst werden.

Alle Maßnahmen führten jedoch oft nicht zu einem guten Ergebnis. Es kommt zu Folgezuständen mit Bindehautnekrosen, Lederhautnekrosen und stärksten Hornhauteintrübungen, denen dann eine Vaskularisation der Hornhaut folgt. Oft dauert der Prozeß Jahre, bis sich ein einigermaßen stationäres Bild einstellt. Dann erst kann man eine lamellierende oder durchgreifende Keratoplastik evtl. mehrfach versuchen. Diese ist jedoch nur selten von dauerndem Erfolg gekrönt.

Augapfelprellungen

Häufigkeit, Ursachen und Folgen der Kontusionsverletzungen am und im Auge sind vielgestaltig und bemerkenswert unterschiedlich. Straßenverkehrsunfälle nehmen einen immer größeren Anteil an diesen Verletzungen ein, mehr oder minder wachsen auch die Verletzungen durch Sportunfälle und Schlägereien. Durch Druckwellen bei Explosionen kann es zu Kontusionssymptomen am Auge kommen, aber auch durch einen heftigen Aufprall relativ weicher Massen, wie z.B. Wasser oder aufgeweichte Erde. Voraussetzung für die Kontusionen ist ein Gegenstand, der mehr oder minder lokalisiert auf die Orbita und insbesondere auf den Bulbus einwirken kann.

Es gibt großflächige Bulbuskontusionen, z.B. durch einen Fußball, deren Wirkung die knöcherne Orbita zu einem großen Teil abfängt.

Kleinflächige Kontusionen mit Stein, Pfeil, Sektkorken, Schneebällen, Tennisbällen können zu einer sehr erheblichen Verformung des Bulbus mit entsprechend massiver Traumatisation führen.

Spitze Kontuisonen mit Bleistiftstoß, Steinchen, Peitschenschlag, Squashbällen, die je nach Aufschlagsart zu Irisverletzungen, Linsentrübungen, Netzhautblutungen oder Rissen der Netzhaut führen können.

Bei sehr starker Erhöhung des intraokularen Druckes kann der Bulbus rupturieren.

Bei der Orbitabodenfraktur wird durch eine mäßig stumpfe Gewalt der Augapfel in die Orbita gedrückt. Der Orbitaboden bricht, der M. rectus internus wird in den Bruchspalt eingeklemmt. Es ergeben sich Symptome, von denen die Doppelbildstörung das für den Patienten herausragende Ereignis ist.

Eine weitere stärkste Verletzung des Augapfels durch Prellungen tritt in der Regel bei Schußverletzungen auf. Beileibe nicht immer perforiert das Projektil den Augapfel. Vielmehr wird der Augapfel durch den Druck geprellt. Hiernach entsteht eine sog. Retinitis sklopetaria.

Perforierende Augenverletzungen

Der letzte große Abschnitt der Verletzungen des Bulbus befaßt sich mit den perforierenden Augenverletzungen, die in Gewerbe und Industrie, bei Heimarbeit, beim Autofahren, bei Spielen oder ähnlichem durch Schnittverletzungen oder durch einen intraokularen magnetischen oder nichtmagnetischen Fremdkörper eintreten können. Diese Verletzungen zählen mit ihren Folgen, nämlich einer weitgehenden Herabsetzung des Sehvermögens, zu den schwersten Veränderungen, die das Auge erfahren kann. Sie treten entweder isoliert am Auge und seinen Nachbarorganen ein, oder sie sind Teil eines polytraumatischen Geschehens. Mehr oder minder ist die Situation am Unfallort entweder durch das Vorhandensein der Verletzung klar erkenntlich oder durch die Schilderung des Vorfalls zu ersehen. Manchmal jedoch muß man exakt nach Ablauf des Unfalls fragen, um insbesondere bei Kindern die Möglichkeit der Perforation zu erkennen.

Neben den erwähnten Kontusionsfolgen des Bulbus kommen jedoch gravierendere Zeichen wie Hornhautschnittverletzungen, Skleraschnittverletzungen mit Vorfall von Regenbogenhaut und Glaskörper, Zerreißungen der Linsenkapsel, Eintrittsstellen von Fremdkörper in die Lederhaut und Hornhaut hinzu.

Aus der großen Fülle der Verletzungen seien an dieser Stelle die Schnittverletzungen der Lider und des Augapfels, wie sie bei Autounfällen durch Frontscheibenverletzungen auftreten, hervorgehoben sowie die Fremdkörperverletzungen des Auges mit magnetischen und nichtmagnetischen Fremdkörpern dargestellt.

Die Zahl der Windschutzscheibenverletzungen hat durch die Anschnallpflicht mit dem Gurt und durch die Verwendung von Verbundglas in den Frontscheiben der Autos in den letzten Jahren deutlich abgenommen.

Noch immer sehen wir diese Unfälle jedoch 2- bis 3mal im Monat. Sie zählen mit ihren Auswirkungen zu den schlimmsten, die wir in der Augenheilkunde versorgen müssen.

Charakterisiert sind diese Unfälle durch die auf der Stirn und auf den Lidern sowie dem Nasenrücken horizontal verlaufenden Zerschneidungen und Zerreißungen der Haut, wobei etwa in 20–25% der Fälle mit einer doppelseitigen perforierenden Hornhaut-, Bindehaut-, Lederhautverletzung gerechnet werden muß. Nicht selten erblinden diese Patienten vollständig, trotz unserer heute doch sehr ausgefeilten operativen Technik.

Bei allen Gesichtsschnittwunden sollte vom erstbehandelnden Arzt am Unfallort daher an eine perforierende Augenverletzung gedacht werden. Jedoch ist mit großer Vorsicht beim Ausschluß einer solchen Verletzung vorzugehen, da durch zu forsches Aufhalten der Lider, Aufziehen der Lider, die aus dem Augeninneren hervorgetretenen Gewebe abreißen können und das Auge sozusagen ausgedrückt werden kann. Dies bedeutet den Sehverlust mit Sicherheit.

Sind die Veränderungen der Lider so stark und die Diagnose einer Augapfelperforation nicht am Unfallort möglich, sollte der Patient antibiotische Augentropfen auf die Lider erhalten und mit einem sterilen Verband in eine Augenklinik eingewiesen werden. Dies geschieht selbstverständlich nach Stabilisation des Kreislaufs und der Atmung in der Erstversorgung. In der Klinik wird der Patient dann nach Durchführung von Röntgenaufnahmen zum Ausschluß von Fremdkörpern im Bereich der Orbita und unter Hinzuziehung eines Chirurgen bzw. Neurologen zum Ausschluß weiterer Verletzungen operativ versorgt. Das Ende einer solchen perforierenden Augapfelverletzung ist dann nicht selten die völlige Entfernung des Bulbus – einmal wegen des Auftretens stärkster Schmerzen und zum anderen aber auch, um eine sympathische Ophthalmie, eine entzündliche Mitbeteiligung des nichtverletzten anderen Auges zu verhindern.

Wurde eine perforierende Verletzung durch einen intraokularen Fremdkörper, etwa bei der Arbeit mit Hammer und Meißel herbeigeführt, so ist aus der Anamnese zunächst zu erforschen, ob es sich um einen magnetischen oder nichtmagnetischen Fremdkörper handelt.

Nach der Lokalisation mit dem Röntgenbild über die sog. Comberg-Aufnahmen wird der magnetische Fremdkörper mit dem Riesenmagneten entfernt. Sollte der Fremdkörper nichtmagnetisch sein, so ist selbstverständlich an den Vorderabschnitten unter dem Mikroskop und am Augenhintergrund sowie im Glaskörperraum unter Spiegelung mit bestimmten Instrumenten dieser Fremdkörper rein mechanisch zu entfernen. Dieses ist jedoch sehr schwierig und gelingt nicht in allen Fällen, was wiederum zu erheblichen Komplikationen führen kann.

Folgen solcher perforierender Verletzungen mit Herabsetzungen des Sehvermögens können Hornhautnarben, Kataraktbildung, Glaskörperschwartenbildung und spätere Netzhautablösung mit hochgradigem Sehverlust oder Erblindung sein.

Selbstverständlich muß auch eine intraokulare Entzündung bedacht werden.

Abhängig vom Material, welches in das Auge eindringt, kann der Verbleib des Fremdkörpers im Auge verschiedenste Zustände nach sich ziehen. So ist die Verrostung bei Eisen oder die Verkupferung bei einem Kupferfremdkörper möglich. Glas ist inert; sollte es nicht auf Anhieb zu entfernen sein, kann man es belassen, um größere Manipulationsschäden zu verhindern.

Akute Erblindung und akute Sehverschlechterung

R. Wetzel

Bei zahlreichen Erkrankungen der Augen muß der erstbehandelnde Arzt sofort die richtigen therapeutischen Maßnahmen durchführen oder in die Wege leiten, da hiervon häufig die Erhaltung des Sehvermögens und manchmal des ganzen Organs abhängt.

In der Regel wird der Notarzt seinen therapeutischen Beitrag auf eine unmittelbare Erste-Hilfe-Leistung beschränken.

Bei Kenntnis typischer Symptome ist es möglich, eine ganze Reihe von Augenerkrankungen richtig zu diagnostizieren und die erforderlichen ersten Behandlungsmaßnahmen zu ergreifen.

Akute Erblindung

Neuritis nervi optici

Bei der akuten Sehnervenentzündung, der Neuritis nervi optici, kommt es über Stunden und Tage hinweg zu erheblichen Sehstörungen bis zur vorübergehenden Erblindung. Neben den Sehstörungen klagen die meist jungen Patienten über einen retrobulbär lokalisierten Schmerz bei Augenbewegungen. Typisch für die akute Neuritis ist ein äußerlich unauffälliges Auge und es gilt der Merkspruch, daß der Patient nichts sieht und der Arzt nichts sieht, da bei der Untersuchung die Papille (Sehnervenscheibe) meist unauffällig ist.

Als Sofortmaßnahme ist die Überweisung zum Facharzt noch am gleichen Tage notwendig. Nach Sicherung der Diagnose erfolgt die allgemeine hochdosierte Kortikosteroidtherapie.

Wichtig ist, daß die akute Neuritis oft monosymptomatisches Frühsymptom einer multiplen Sklerose ist.

Verschluß der Zentralarterie

Der Verschluß der Zentralarterie tritt blitzartig auf und ist eine typische Notfallsituation. Der Kranke bemerkt eine plötzliche einseitige Erblindung ohne Schmerzen. Besonders nachts kommt es häufig zu solchen Arterienverschlüssen, der Kranke bemerkt dann die Erblindung beim Aufstehen oder kurz danach.

Der Arzt findet einen unverwechselbar typischen Netzhautbefund, eine grauweiße Retina (Netzhaut) mit sehr engen Arterien, oft mit körnigem Zerfall der Blutsäule und einen kirschroten Fleck der Makula.

Ursachen des Zentralarterienverschlusses der Netzhaut sind meist Arteriosklerose, Bluthochdruck und verschiedene Entzündungen. Gelegentlich wird der Verschluß auch bei jungen Frauen beobachtet, die die „Pille" einnehmen und gleichzeitig starke Raucherinnen sind.

Bis der Patient mit einem Zentralarterienverschluß beim erstbehandelnden Arzt eintrifft, vergeht oft wertvolle Zeit. Das Sehvermögen ist dann meist irreparabel geschädigt, da die ischämisch geschädigte Netzhaut sich nach wenigen Stunden nicht mehr erholt. Die Behandlung zielt darauf ab, die Durchblutung der Netzhaut rasch wieder in Gang zu bringen.

Durch flache Lagerung des Patienten soll die Blutzirkulation verbessert werden. Eine Bulbusmassage sollte für mindestens 15 min durchgeführt werden. Durch diese Manipulation sollen der Augendruck gesenkt und die Perfusion verbessert werden. Karboanhydrasehemmer i.v. können zur weiteren Senkung des Augeninnendrucks verabreicht werden. Ferner sind gefäßerweiternde und durchblutungsfördernde Medikamente angezeigt. Nach Sicherung der Diagnose dient eine systemische Kortikosteroidtherapie der raschen Beseitigung des Netzhautödems.

Optikomalazie bei Arteriitis temporalis

Die Arteriitis temporalis, die auch als M. Horton bekannt ist, ist eine systemische Gefäßerkrankung des höheren Lebensalters. Unter anderem ist bei dieser Erkrankung die A. temporalis als pulsloser harter Strang sichtbar und tastbar. Typisch sind ferner eine hohe Blutsenkungsgeschwindigkeit und starke Kopfschmerzen.

Die Augen sind in etwa der Hälfte der Fälle beteiligt. Die Patienten geben eine plötzliche Erblindung ohne Augenschmerzen an. Diese Erblindung kommt durch einen ischämischen Infarkt im Sehnerv zustande. Am Fundus erkennt man ein Papillenödem mit Blutungen.

Die Sofortmaßnahmen bestehen in einer einmaligen i.v.-Gabe von Kortison, anschließend in der sofortigen Einweisung zur Sicherung der Diagnose. Stationär wird die Resektion der A. temporalis für die histologische Untersuchung durchgeführt. Eine hochdosierte Kortisontherapie sowie durchblutungsfördernde Maßnahmen schließen sich an.

Trotz Therapie ist die Prognose sehr ernst. Die Bedeutung der Therapie liegt auch in der Prophylaxe des zweiten Auges, da dieses unbehandelt in der Mehrzahl der Fälle innerhalb von Tagen bis Monaten ebenfalls erblindet.

Netzhautablösung

Bei dieser Erkrankung kommt es zu einer Abhebung der Netzhaut vom Pigmentepithel und der sie mit Sauerstoff versorgenden Aderhaut, so daß die Sinneszellen zugrunde gehen und der Patient erblindet.

Anamnestisch gibt der Patient eine Verdunklung im Gesichtsfeld an, die er meist als eine von unten aufsteigende Mauer oder als einen sich senkenden Vorhang beschreibt. Verzerrtsehen und rascher Verlust des Sehvermögens kommen hinzu, sobald die Makula (das Sehzentrum) mitbeteiligt ist. Das Auftreten ist so gut wie immer einseitig und schmerzlos.

Auffallendstes Zeichen bei der Untersuchung ist der Verlust der Transparenz, d.h. die Netzhaut verliert ihr leuchtendes Rot. Die Netzhautabhebung ist durch ihre graue Farbe, die dunkel erscheinenden Netzhautgefäße mit ihrem gewundenen und am Ablösungsrande geknickten Verlauf gekennzeichnet. Flach abgehobene Bezirke sind sanddünenartig gefältelt.

Ursache der Netzhautablösung sind meist Netzhautlöcher oder Netzhautrisse. Prodrome der Netzhautablösung gehen oft Tage dem Erkrankungsbeginn voraus, wie die Wahrnehmung von Blitzen bei geschlossenen Augen und das Sehen von Rußflocken.

Daher sollte bei vorgenannten subjektiven Symptomen eine umgehende Überweisung zum Facharzt zur Sicherung der Diagnose erfolgen. Weitere Sofortmaßnahmen kommen nicht in Betracht, da die Netzhautablösung nur operativ behebbar ist.

Akute Sehverschlechterung

Neben den Erkrankungen mit akuter Erblindung gibt es eine Reihe von Erkrankungen mit akuter Sehverschlechterung, die bei fehlender Behandlung auch zu einem Verlust des Augenlichtes führen können.

Zu diesen Erkrankungen zählt der

Glaukomanfall bei Winkelblockglaukom

Dies bedeutet akute Steigerung des Augeninnendruckes. Es handelt sich um einen Anfall bei grünem Star, also bei Glaukom. Ein nicht erkannter Glaukomanfall kann binnen weniger Tage zur Erblindung führen.

Die Ursache des akuten Glaukomanfalles ist meist eine plötzliche Steigerung des Augeninnendruckes von Normalwerten um 10–20 mmHg[1] auf Werte um 60–80 mm Hg durch eine plötzliche mechanische Verlegung der Abflußwege des Augenwassers.

Die Schmerzen, die diese enorme Augeninnendrucksteigerung hervorruft, sind qualvoll, sie strahlen vom Auge in die benachbarten Gesichtspartien (Stirn, Nasenbein, Oberkiefer, Zähne), aber auch in den Hinterkopf und in den Leib aus. Die Ausstrahlung der Schmerzen ist zuweilen so vehement, daß das Auge gar nicht mehr als Ausgangspunkt des Schmerzes erkannt wird. Es kommt häufig zusätzlich zu einer Beeinträchtigung des Allgemeinbefindens in Form von Übelkeit und Erbrechen. Fehldiagnosen wie z.B. Blinddarmreizung, Migräne, Hirntumor oder Verdacht auf psychiatrische Krankheit sind deshalb nicht gerade selten. So muß bei unklaren Kopf- und Bauchschmerzen stets differentialdiagnostisch an einen verschleppten Glaukomanfall gedacht werden.

Bei einem Glaukomanfall ist von Anfang an allerdings das Sehvermögen oft erheblich beeinträchtigt. Der Patient gibt Nebelsehen und Farbringe um

[1] 1 mmHg = 133,32 Pa.

Lichtquellen an, der Augapfel fühlt sich beim Betasten steinhart an, die Lider sind oft geschwollen und die Bindehautgefäße gestaut, die Hornhaut getrübt, die Augenvorderkammer oft flach und die Pupille erweitert, reaktionslos oder träge reagierend, oft entrundet.

Ist der Krankentransport in eine Augenklinik nicht möglich oder sehr verzögert, kann notfallmäßig auch bei nicht gesicherter Diagnose 500 mg Diamox i.v. injiziert werden.

Alle 3–5 min sollte 2% Pilocarpin ins Auge eingeträufelt werden, später genügen längere Zeitabstände. Analgetika p.o. oder i.v. sowie Sedierung sind erforderlich. Danach sollte der Transport in eine Augenklinik unter Angabe der bisher verabreichten Medikamente erfolgen. Nach medikamentöser Augendrucksenkung erfolgt anschließend die Operation, um neue Abflußwege für das Augenwasser zu schaffen.

Akute Iridozyklitis

Auch bei der akuten Iridozyklitis, der Regenbogenhautentzündung, kommt es zu einer Sehverschlechterung. Zusätzlich klagt der Patient über starke Augenschmerzen und über Blendungsbeschwerden.

Bei der Untersuchung findet man ein rotes Auge (ziliare Injektion) und eine enge Pupille, die oft mit der Linse verkebt und nur träge reagiert. Ferner sind bei der Mikroskopuntersuchung Entzündungszellen im Auge sowie Beschläge der Hornhautrückfläche zu finden.

Die Iridozyklitis kann als eigenständige Erkrankung, aber auch im Rahmen einer allgemeinen Erkrankung auftreten, wie z.B. beim M. Bechterew und bei der Tuberkulose sowie bei Infektionen.

Da differentialdiagnostisch die akute Iridozyklitis gegenüber dem Anfallsglaukom makroskopisch nicht abzugrenzen ist, sollte die Überweisung zum Facharzt erfolgen. Dort erfolgt die Weitstellung der Pupille sowie die lokale Verabreichung von Kortikosteroiden. Bei schweren Verlaufsformen oder Rezidiven ist oft eine stationäre Behandlung mit systemischer Kortikosteroidtherapie angezeigt. Da die Iridozyklitis im Rahmen anderer entzündlicher Erkrankungen auftreten kann, sollte eine Fokussuche im Zusammenwirkung mit Kollegen anderer Fachrichtungen durchgeführt werden.

Keratitis photoelectrica

Bekannt sein dürfte im Notarztwesen die sog. „Verblitzung“ der Augen, die Keratitis photoelectrica, durch die Exposition gegenüber UV-Licht wie Höhensonne, elektrisches Schweißgerät oder UV-Einstrahlungen im Hochgebirge.

Die Erkrankung tritt immer beidseitig auf und ist begleitet von heftigstem Augenschmerz, starker Lichtscheu, Tränen und Fremdkörpergefühl. Das Öffnen der Lider ist meist nur nach Einträufeln anästhesierender Augentropfen möglich. Die Bindehaut ist gerötet, die Hornhaut erscheint trübe und ist von zahlreichen kleinfleckigen Erosionen übersät.

Im Gebirge spricht man von Schneeblindheit, weil infolge des Lidkrampfes der Patient seine Augen nicht öffnen kann und insofern vrorübergehend „blind" ist. Die Ultraviolettschädigung der Hornhaut kann auch eintreten, wenn der Himmel bedeckt ist und das Sonnenlicht in Nebel oder Wolken diffus reflektiert wird. Der Arbeiter mit der Ultraviolettschädigung durch Schweißen erscheint meist spät abends oder nachts in der Klinik, weil die Schmerzen 7 h nach der Schädigung am heftigsten werden.

Bei der Verblitzung erfolgt die spontane Abheilung meist binnen 24–36 h. Beide Augen sollten geschlossen sein, daher beidäugiger Augenverband mit Bepanthen Augensalbe oder antibiotischer Augensalbe.

Entzündliche Hornhauterkrankungen

Diese Hornhauterkrankungen können bakteriell-, virus- oder pilzbedingt sein. Sie verursachen ein ausgeprägtes Fremdkörpergefühl. Neben dem roten Auge (konjunktivale Injektion) findet man bei der Untersuchung typische Hornhautveränderungen, als weißliche Infiltration sichtbar.

So kann z.B. ein banaler Hornhautfremdkörper bei gleichzeitigem Vorhandensein von Pneumokokken oder Pseudomonas aeruginosa wie bei einem infizierten Tränensack zur Geschwürbildung der Hornhaut führen mit Eiterbildung in der Vorderkammer, dem sog. Ulcus serpens. Das Geschwür dehnt sich rasch zur Seite und zur Tiefe hin aus, was unbehandelt schnell zur Einschmelzung der Hornhaut und damit zum Verlust des Auges führt.

Bei manchen Patienten besteht oft eine zusätzliche Resistenzschwäche durch schwere Allgemeinerkrankungen oder Alkoholmißbrauch.

Alle entzündlichen Hornhauterkrankungen sollten zum Facharzt überwiesen werden. Ohne gesicherte Diagnose dürfen z.B. keine Kortikosteroide lokal appliziert werden. Die Therapie der entzündlichen Hornhauterkrankung richtet sich nach der Ätiologie. So wird z.B. das Ulcus serpens antibiotisch behandelt und oft müssen die Bakterien auf der Hornhaut durch Hitzeanwendung operativ vernichtet werden.

Zentralvenenthrombose und frische Glaskörperblutung

Zum Schluß seien noch 2 häufige Krankheitsbilder mit einseitiger Sehverschlechterung genannt, bei denen keine Sofortmaßnahmen erforderlich sind, sondern klinische Gesichtspunkte über das weitere Vorgehen wie z.B. über eine erforderliche Laserkoagulation entscheiden.

Es handelt sich einmal um die Zentralvenenthrombose, bei der es durch Verschluß der Zentralvene zu Blutungen am gesamten Augenhintergrund kommt.

Zum anderen ist die frische Glaskörperblutung zu nennen, die sehr häufig bei der diabetischen Retinopahtie auftritt. Es handelt sich hierbei um Veränderungen am Augenhintergrund durch Diabetes mellitus mit Blutunghen, Fetteinlagerungen und neuen Gefäßbildungen, aus denen es in den Glaskörper hineinbluten kann.

Augenärztliche Notfälle im Rettungsdienst

M. Schäfer

Die augenärztlichen Notfälle, zu denen die Verätzungen und Verletzungen, aber auch die Thrombosen und Embolien der Netzhaut, die Netzhautablösung und der Glaukomanfall sowie die Orbitalphlegmone und das Ulcus corneae serpens zählen, sind Erkrankungen, die plötzlich auftreten und immer zu einem mehr oder minder großen Sehverlust führen. Ja, sie können oft eine Erblindung im Gefolge haben.

Tritt ein solcher Fall am Auge isoliert auf, wird man ihn stets erkennen, seine Bedeutung einschätzen und den Patienten entsprechend versorgt in eine Augenklinik bringen.

Bei polytraumatischen Unfällen sollte man an die Möglichkeit einer Augenverletzung denken und mit einem Blick die Augen streifen, die Pupillenreaktion prüfen.

Einige wichtige Maßnahmen sind bereits am Unfallort durchzuführen:

1) Jede Verätzung sollte ohne Zeitverzögerung sofort und ausgiebig mit Wasser gespült werden.
2) Bei Verletzungen im Gesichts- oder Augenbereich ist an eine Verletzung der Augen zu denken. Antibiotische Augentropfen, wenn vorhanden, sicher aber ein steriler Verband sind ausreichend bis zur Aufnahme in die Klinik.
3) Bei einem Polytrauma sollte nach Stabilisation von Kreislauf und Atmung über die Prüfung der Pupillenreaktion an eine Augenverletzung gedacht werden.

Bei Schmerzen im Kopf-, Thorax- und epigastrischen Bereich sollte ebenso an die Möglichkeit eines Glaukomanfalls mit stark erhöhtem Augendruck gedacht werden, wie bei einer einfachen Konjunktivitis. Der Blick auf die Hornhaut und die Prüfung der Pupillenreaktion weisen hier den Weg,

Starke entzündliche Veränderungen der Lider und des Auges, evtl. einhergehend mit Temperatur und Sehbeschwerden, sollten dem Augenarzt vorgestellt werden zur Abklärung einer Orbitalphlegmone.

Alle plötzlichen Sehverschlechterungen sind stets sehr ernst zu nehmen, insbesondere bei alten Leuten, desorienten und debilen Patienten, aber auch bei Kindern und bei Drogenabhängigen.

Schließlich und letzten Endes muß eindringlich darauf hingewiesen werden, daß alle Erkrankungen bei Kindern gravierender verlaufen können und daß oft die Anamnese vom Kind selbst und auch von den Eltern leer bleibt, so daß hier nur der Blick auf und in das Auge mit Überprüfung der Funktionen den richtigen Weg zur Diagnose und Behandlung weisen kann.

Teil IV
Notfallversorgung und Transport des Neugeborenen

Versorgung des Neugeborenen

H. Stopfkuchen

Der Fetus „atmet“ intrauterin letztlich über die Lunge der Mutter mit Zwischenschaltung der Plazenta. Die eigenen Lungen werden vor der Geburt noch nicht benötigt. Im Augenblick der Geburt müssen sich innerhalb kürzester Zeit enorme Veränderungen einstellen, die im wesentlichen darin bestehen, daß nun das Neugeborene unmittelbar nach der Geburt mit seinen vorher nicht tätigen Lungen seinen Atemgasaustausch selbst bewerkstelligen muß. Diese Umstellung ist ein sehr komplizierter Vorgang, der sehr rasch ablaufen muß. Dieser Vorgang, der z.T. noch gar nicht richtig erforscht ist, kann durch alle möglichen Ereignisse gestört sein. Zusätzliche Probleme stellen sich dann ein, wenn es sich nicht um ein reifes Neugeborenes, sondern um ein Frühgeborenes mit noch unreifer Lungenentwicklung handelt. Diesen Tatbeständen muß heute durch eine organisierte, wohl funktionierende Neugeborenenversorgung Rechnung getragen werden.

Intrauterine Verlegung

Frauen, die aus verschiedensten Gründen in die Gruppe der sog. Risikoschwangeren gehören, sollten vor der Geburt in entsprechende geburtshilfliche Zentren verlegt werden, denn der Uterus ist der beste Transportinkubator.

Abholdienst

Ist dieser intrauterine Transport nicht erfolgt bzw. nicht mehr möglich, so ist zu fordern, daß sich neonatologisch Erfahrene rechtzeitig bei dem Risikokind einfinden. Rechtzeitig heißt in diesem Fall möglichst vor der Geburt. Hier können Minuten entscheidend sein. Mangelhafte Versorgung eines Neugeborenen über 2, 3 oder 4 min kann für die spätere Entwicklung des Kindes von katastrophaler Bedeutung sein.

Arbeitsplatz/Notfallkoffer

Eine optimale Neugeborenenversorgung setzt einen ausreichend vorbereiteten Arbeitsplatz voraus. Die optimale Situation sieht so aus, daß der Neonatologe so rechtzeitig gerufen wird, daß er noch vor der Geburt diesen Platz in Ruhe vorbereiten kann, um dann das Kind in Empfang nehmen zu können.

Wenn man in eine Situation gerät, in der man einen solchen Arbeitsplatz nicht erwarten kann, z.B. wenn die Geburt zu Hause ganz plötzlich erfolgt oder auf dem Transport, dann ist zumindest zu fordern, daß diejenigen, die sich um dieses Kind kümmern müssen, über das geeignete, den Größenverhältnissen angepaßte Instrumentarium verfügen. Dieses Instrumentarium sollte in einem entsprechend ausgerüsteten Babynotarztkoffer verstaut sein. Im Hinblick auf Zwillingsgeburten sollte der Notarztkoffer so ausgestattet sein, daß man auch 2 Kinder versorgen könnte.

Versorgung eines Neugeborenen

Die Versorgung eines Neugeborenen wird sich natürlich immer danach richten, in welchem Zustand sich dieses Kind befindet. Man muß also zunächst eine gewisse Zustandsbeurteilung machen.

Dies kann sehr grob geschehen: entweder es geht dem Kind sehr gut oder sehr schlecht. Viel schwieriger ist es dann, die dazwischenliegenden Kinder richtig einzuschätzen. Heute ist es üblicherweise so, daß man sich einer bestimmten Werteskala, des sog. Apgar-Scores, bedient. Dabei werden 5 Eigenschaften des Kindes mit jeweils 0, 1 oder 2 Punkten bewertet. Addiert ergeben sich dann Punktesummen von 1–10; 10 entspricht dem besten Zustand, 0 dem schlechtesten. Da diese Wertung sehr schnell gehen muß, müssen die Beurteilungskriterien sehr einfach sein. Bewertet werden die Herzfrequenz, die Atmung, das Aussehen des Kindes, der Muskeltonus und das Reflexverhalten (s. Abb. 1).

Die eigentliche Neugeborenenversorgung sollte schematisch ablaufen! Die Kinder werden unmittelbar nach der Geburt abgesaugt, wobei man eine bestimmte Reihenfolge beachten muß: erst der Mund, dann die Nase. Wenn die Kinder dann nicht gleich intensiv schreien, werden sie etwas stimuliert. Dies erfolgt meistens durch leichtes Klatschen auf die Fußsohlen oder den Po. Das wichtigste in dieser Situation ist, daß diese Kinder ausreichend warm

Zeichen	Apgarzahl 0	1	2
Kolorit	blau oder weiß	Akrozyanose	rosig
Atmung	keine	unregelmäßig	gut
Tonus	schlaff	träge Flexion	aktive Bewegung
Reflexe	keine	Grimassieren	Schreien
Herzaktion	keine	< 100/min	> 100/min
Apgarzahl:			

Abb. 1. Apgar-Schema

gehalten werden! Aber das gilt nicht nur für die Zeit unmittelbar nach der Geburt, sondern auch für die gesamte Weiterversorgung. Dies ist um so wichtiger, je jünger das Kind ist.
Feten leben im Mutterleib in einer Umgebungstemperatur von 37 °C. Nach der Geburt beträgt die Umgebungstemperatur evtl. 18–20°C. Im Winter auf einem Transport noch weniger. Entscheidend ist also, daß diese Kinder ausreichend Wärme zugeführt bekommen, daß sie gewickelt werden, daß die Haut abgetrocknet wird.

Im Normalfall hat man ein Neugeborenes vor sich, das nach dem Absaugen schreit, rosig ist, sich bewegt und einen gesunden Eindruck macht. In dieser Situation, die einem Apgar-Wert von 8–10 entspricht, wird das Kind lediglich weiter beobachtet. Schwieriger wird es, wenn das Neugeborene schlecht atmet, grau-blaß aussieht, schlaff ist, sich nicht bewegt, nicht schreit (Apgar 3–4). Hier muß jetzt das Kind nach dem Absaugen und Stimulieren weiter versorgt werden. Da dieses Kind nicht ausreichend atmet – und das ist meistens in dieser Situation so –, muß über eine Maske mit einem Beutel Sauerstoff zugeführt werden. Wenn dies nicht ausreicht, muß das Kind intubiert werden. Die Intubation ist gleich initial notwendig, wenn die Kinder in einem so miserablen Zustand auf die Welt kommen, daß sie keine Spontanatmung haben, grau-zyanotisch aussehen, sich nicht bewegen und, wenn jemand das Stethoskop aufs Herz hält, eine Herzfrequenz von unter 40/min aufweisen. Diese Kinder müssen sofort intubiert und mit Sauerstoff beatmet werden.

In den Ausnahmesituationen, in denen keine Hilfsmittel zur Verfügung stehen, kann eine Mund-zu-Mund- und -Nase-Beatmung durchgeführt werden. Besser ist natürlich, wenn die Beatmung mit einem Beutel über eine Maske oder einen Tubus erfolgt. Dabei sollte man sich aber daran erinnern, daß ein Neugeborenes sehr kleine Lungen hat. Ein 1000-g-Baby hat etwa ein Atemzugvolumen von 6 ml. Dazu benötigt man entsprechend kleine Beutel. Bei der Mund-zu-Mund- und -zu-Nase-Beatmung genügt ein Anteil der Luft, die sich in der geschlossenen Mundhöhle befindet. Die Beatmung sollte mit Sauerstoff erfolgen. Die Beatmungsfrequenz ist mit 40/min etwas höher als beim Erwachsenen.

Die Beatmungsmasken müssen ebenfalls der Größe der Kinder angepaßt sein. Wenn das Neugeborene eine sehr niedrige Herzfrequenz hat (unter 60/min), die unter Beatmung nicht ansteigt, muß eine Herzmassage durchgeführt werden. Die Herzmassagefrequenz sollte bei 100/min liegen, die Kompressionstiefe des Thorax bei etwa 1–2 cm.

Die Kompression wird wegen der Angst vor einer Leberläsion in Brustbeinmitte durchgeführt, also etwas höher als bei den Erwachsenen. Am besten wird der Brustkorb des Kindes mit beiden Händen umgriffen. Die auf dem Brustbein liegenden Daumen führen dann die rhythmischen Kompressionen durch. Beatmung und Herzkompression erfolgen im Rhythmus von 1:3.

In den Situationen, in denen die spontane Herztätigkeit unter Beatmung und Herzmassage nicht wieder in Gang kommt, muß eine medikamentöse Behandlung einsetzen. Dafür ist das wichtigste Medikament Adrenalin. Dieses kann in diesen Situationen ohne venösen Zugang über den Tubus appliziert werden, d.h. es wird in den Tubus eingespritzt. Die Dosierung liegt bei 0,01–0,05 mg/kg KG. Nur unter ganz bestimmten Voraussetzungen erfolgt eine Pufferung mit Natriumbikarbonat. Generell gilt, daß man heute mit Natriumbikarbonat gerade bei Neugeborenen sehr vorsichtig ist.

Gelegentliche Schocksituationen, z.B. beim Vorliegen einer vorzeitigen Lösung der Plazenta, erfordern die Gabe von koloidalen Lösungen, z.B. Humanalbumin 5% in einer Dosierung von 5–10 ml/kg KG innerhalb von 10–15 min.

Wenn vorauszusehen ist, daß es dem Kind schlecht gehen wird, werden diese Medikamente schon vorher aufgezogen. Auch bei den eingreifenden Maßnahmen wie Beatmung und Herzmassage darf nicht auf die ausreichende Zufuhr von Wärme vergessen werden. Ein ordnungsgemäßer Arbeitsplatz muß über einen Wärmestrahler verfügen, ansonsten muß man sich mit warmen Tüchern behelfen. Für den Transport empfiehlt sich dann das Verbringen des Kindes in handelsübliche Aluminiumfolien, um die weitere Auskühlung zu vermeiden. Das Abtrocknen der Haut dient ebenfalls dazu, der Auskühlung vorzubeugen.

Indikation und Risiken beim Neugeborenentransport zeitgleich mit Einführung der Baby-NAW-Systeme

H.-J. Scholz

Mit entscheidenden Fortschritten in der Neugeborenenintensivpflege hat die Neugeborenensterblichkeit in der BRD nochmals deutlich abgenommen. (Zur Zeit jährlich über 10 000 Neugeborenentransporte.)

Da eine mögliche Gefährdung der Neugeborenen durch den Transport selbst (fraglich erhöhte Hirnblutungsrate) nicht auszuschließen ist, ist bei Risikogeburten ein intrauteriner Transport, d.h. eine Verlegung der Schwangeren zur Geburt in ein neonatalogisch-geburtshilfliches Zentrum, insbesondere bei sehr unreifen Kindern, vorzuziehen.

Als Indikation für den Einsatz eines Baby-NAW sollten folgende Kriterien, die nicht den Anspruch auf Volständigkeit erheben, gelten:

- Neugeborene nach primärer Reanimation und Intubation,
- unreife Frühgeborene (unter 2000 g, vor der 35. Schwangerschaftswoche),
- Früh- und Neugeborene mit kardiorespiratorischen Problemen (Zyanose, Atemstörungen etc.),
- Früh- und Neugeborene mit Anämie bzw. Schocksymptomatik,
- Früh- und Neugeborene mit zerebraler Alteration/Krämpfe, Atemstörungen, Meningitis, Hirnblutung;
- Fetopathia diabetica,
- Gestosekinder,
- schwerer M. haemolyticus neonatorum,
- angeborene Fehlbildungen (Zwerchfellhernie, Meningozele etc.),
- untergewichtige reife Neugeborene (unter 2000 g).

Bei allem Fortschritt, den die neuen Intensivtransportinkubatoren besitzen, ist das neugeborene Kind einer Reihen von Gefahren durch den Transport selbst ausgesetzt: Vibrationen, Beschleunigungskräfte, Übertemperatur, Untertemperatur, Verbrennungen, Beatmungsprobleme.

Insbesondere auf die mechanische Belastung der Kinder muß nochmals ausdrücklich hingewiesen werden: als kritischste Belastung müssen die Kopfbeschleunigungen durch Vibrationen, die im Extremfall der 5fachen Erdbeschleunigung entsprechen können, angesehen werden.

Die folgenden Daten beziehen sich auf einen Dräger Transport-Inkubator Typ 5300 und wurden an der Prüftechnischen Bundesanstalt Braunschweig gemessen.

Die im Fahrzeug in Längs- und Querrichtung gemessenen Beschleunigungskräfte sind wesentlich geringer als die Vertikalbeschleunigungskräfte.

Die am Fahrzeugboden gemessenen vertikalen Beschleunigungskräfte werden aus Resonanzgründen durch das Drahtgestell (Eigenfrequenz, Frequenz der Fahrzeughinterachse) wesentlich verstärkt.

Die Vertikalbeschleunigungskräfte sind am stärksten ausgeprägt bei Transporten im VW-Bus-Typ und sind im wesentlichen zurückzuführen auf ein Abheben des Kopfes von der Unterlage mit anschließendem hartem Aufschlag. (Auch Kissenunterlagen aus weichem Schaumstoff sowie die Fixierung in einer Vakuummatratze können dies nicht verhindern.)

Eine wirksame Schwingungsisolierung läßt sich durch den Einsatz eines Schwingtisches im RTW erzielen (gemessen im RTW Typ Daimler Benz 508).

Bei Transporten im Hubschrauber spielen ebenfalls vor allen Dingen z.T. heftige Vibrationen eine Rolle, insbesondere bei Fluggeräten mit zweiflügligen Rotoren.

Aufgrund der Dichte der neonatalogischen Zentren ist der Einsatz eines bodengebundenen Rettungsmittels – wegen der besseren Patientenzugänglichkeit – bis zu einem Umkreis von 30–50 km vorzuziehen. Nur bei längeren Transportstrecken bzw. lokalen oder witterungsbedingten Besonderheiten ist der Einsatz eines Hubschraubers angezeigt.

Der Transport im RTW ist von der mechanischen Seite so atraumatisch wie möglich zu gestalten:

1) notwendige Transporte im RTW auf Schlingtischen (seitlichen Pendelausgleich in Mittelstellung aretieren),
2) hohe Bescheunigungskräfte und Vibrationen möglichst vermeiden; ggf. Umwege über Straßen mit besserer Transporteignung in Kauf nehmen;
3) durch konstruktive Veränderungen am Transportinkubator läßt sich das Schwingungsverhalten wesentlich verbessern.

Transport von Früh- und Neugeborenen möglichst vermeiden. „Intrauterine" Verlegung von Risikoentbindungen in ein geburtshilflich-neonatologisches Zentrum anstreben.

Technik des Transportinkubators

J. Koch

Entwicklung der Transportinkubatoren

Nachdem Ende des letzten Jahrhunderts die ersten Geräte zur Warmhaltung von Säuglingen etabliert waren, die Couveuse (Abb. 1) , und dann Ende der 40er Jahre die erste „klimatisierte Isolette“ von einem amerikanischen Hersteller produziert wurde, die im wesentlichen die Grundzüge der heutigen Inkubatoren beinhaltete, entstand gleichzeitig der Bedarf, Früh- und Neugeborene auch schon während des Transports vor Wärmeverlusten zu schützen und ggf. mit Sauerstoff zu versorgen (Marx 1986).

Die erste transportable „Couveuse“ ist von Auvard 1883 bekannt, eine einfach herzustellende und ebenso einfach zu bedienende billige Wärmeapparatur, die aus einer hölzernen Kiste bestand, und mit Warmwasserbehältern beheizt wurde. Ob *in* dieser Couveuse auch schon Säuglinge transportiert wurden oder sie nur zum Ort des Säuglings transportiert wurde, ist mir nicht bekannt.

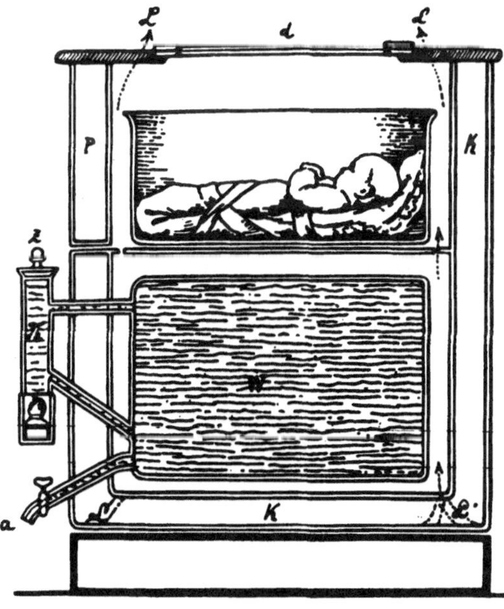

Abb. 1. Couveuse von Tarnier-Martin (Originalerläuterungen: Th – Thermo Syphon. – W = Wasserbehälter. – d = Glasdeckel. – K = Kasten mit Doppelwand (Sägespähne-Füllung). – P = Thür. – e = Abflussrohr. – Z = Öffnung zum Zugießen des Wassers, – L = Luftlöcher.)

Erstmals 1957 stand ein wirklicher Transportinkubator (Typ II M 1200) zur Verfügung, in der der Säugling während des Transports vor Unterkühlung geschützt und ein evtl. vorhandener O_2-Mangel durch Bereitstellung von O_2 aus Flaschen behandelt werden konnte. Die Heizung wurde elektrisch betrieben und konnte z.B. aus dem Fahrzeugakku versorgt werden. Sogar eine Befeuchtung der Innenraumluft durch ein eingebautes Wasserbad war damals schon möglich.

Eine ständige Weiterentwicklung dieser Transportinkubatoren brachte dann den Typ 5100 bzw. 5200 im Jahre 1957 hervor, den man noch heute vereinzelt in Kliniken antreffen kann. Anfang der 70er Jahre wurde dann ein Transportinkubator entwickelt (Abb. 2), der TI 5300, der als Energiespeicher einen sog. Latentwärmespeicher benutzte. Dazu wurde während der Wartezeit in der Klinik ein wachsähnliches Material mit einer elektrischen Heizung aus dem Stromnetz aufgeheizt. Während des Transports gab dieses Wachs bei fast konstanter Temperatur seine gespeicherte Wärme an den Innenraum in Form von Strahlungs- und Konvektionswärme wieder ab. Wegen seiner Größe und seiner Zuverlässigkeit und seiner Unabhängigkeit während des Transports von externer Stromversorgung wird er auch heute noch in vielen Kliniken auch für den Intensivtransport eingesetzt.

Technik zur Versorgung der Säuglinge

Ende der 70er Jahre bestand dann der Bedarf nach einem Intensivpflegeinkubator für Früh- und Neugeborene, dessen Innenraumtemperatur entsprechend der Temperatur des Säuglings geregelt werden konnte. Das war möglich durch die Entwicklung des Transportinkubators TI 5400, der seine elektrische Energie entweder aus dem Stromnetz (220 V), aus dem Fahrzeugnetz (12 oder 24 V) oder aus dem mitgeführten Akku erhält. Der Innenraum wird durch eine auf der Rückwand installierte elektrisch betriebene Heizung aufgewärmt, die Luftführung wird allein durch den Thermosyphoneffekt aufrechterhalten. Auf einen schwingungsempfindlichen Ventilator konnte deshalb verzichtet werden.

Dieses Transportsystem beinhaltet eine richtige kleine, transportable Intensivstation:

a) Die Temperatur des Innenraums kann zwischen 28 und 39 °C gewählt werden und ist damit besonders geeignet für die Warmhaltung von Früh- und Neugeborenen auch unterhalb 1500 g.
b) Zur O_2-Anreicherung des Inkubatorinnenraums ist ein Mischer integriert, der eine O_2-Konzentration von 30–60 Vol.-% O_2 ermöglicht bzw. eine Flowzufuhr, z.B. für eine Inhalationsmaske oder Kopfhaube zwischen 2 und 15 l/min. Der Vorrat an O_2/Druckluft aus Flaschen, die im Inkubatorgehäuse untergebracht sind, kann ständig am Manometer abgelesen werden.
c) Während der O_2-Zugabe kann die O_2-Konzentration an dem O_2-Meßgerät abgelesen werden und eine Abweichung von dem gewünschten Wert wird durch die einstellbaren oberen und unteren Alarmgrenzen entsprechend gewarnt. Das Vorhandensein eines Meßgerätes wird in der Norm für Säug-

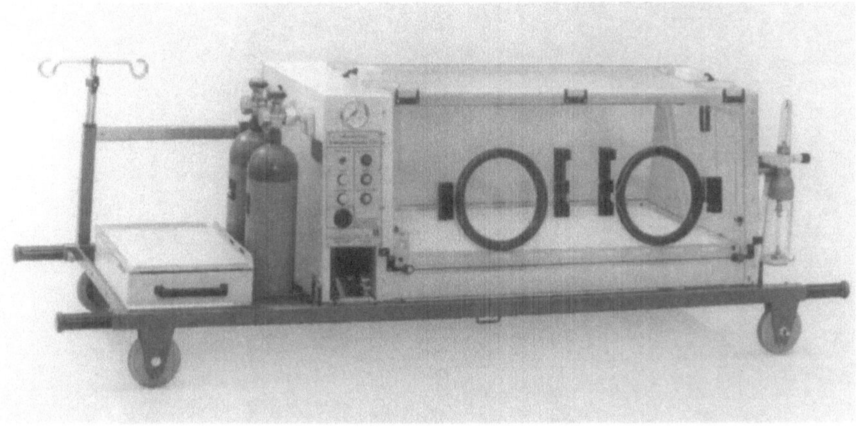

Abb. 2. Transportinkubator TI 5300 (1973)

lingsinkubatoren[1] und in den Empfehlungen für die Prüfung der Betriebssicherheit und Funktionsfähigkeit von in Betrieb befindlichen Säuglingsinkubatoren (1986) zu Recht gefordert, denn es gilt, eine die Augen gefährdende Hyperoxämie als auch eine das Gehirn schädigende Hypoxämie zu vermeiden.

d) Zur Beatmung des Neugeborenen ist ein pneumatisch gesteuertes Beatmungsgerät und eine Mischgaseinrichtung integriert.
e) Eine pneumatisch betriebene Absaugung ist am Inkubator vorgesehen für die Sekretabsaugung der Atemwege und zum Evakuieren der Vakuummatratze.
f) Zur medikamentösen Therapie und zur Bilanzierung kann ein batteriebetriebener Perfusor untergebracht werden.
g) Auf einen Monitorträger mit Schublade zur Unterbringung verschiedener Utensilien (Katheter, Sensoren usw.) kann ein EKG-Monitor untergebracht werden für die Messung der Herzfunktion.
h) Eine weitere interessante Alternative zur Überwachung der O_2Versorgung des Patienten während des Transports und zur Vermeidung von lebensbedrohenden O_2-Mangelzuständen bietet die Pulsoxymetrie. Die Messung der nichtinvasiven arteriellen O_2-Sättigung des Hämoglobins ist auch bei nicht intubierten Patienten problemlos anzuwenden. Eine große Palette von verschiedenen Sensoren ermöglicht die Messung sowohl an Neugeborenen, Kleinkindern, Kindern und Erwachsenen. Innerhalb weniger Sekunden werden direkt gemessene Werte für arterielle O_2-Sättigung (S_aO_2), Pulsfrequenz und Pulsamplitude optisch angezeigt. Diese Pulsoxymeter sind auch als tragbare, batteriebetriebene Meß- und Dokumentationsgeräte verfügbar.

Alle diese Einrichtungen zusammen müssen so kompakt untergebracht sein, daß das Transportsystem auch noch in das Transportmittel mit den engsten

[1] DIN VDE 0750, Teil 217.

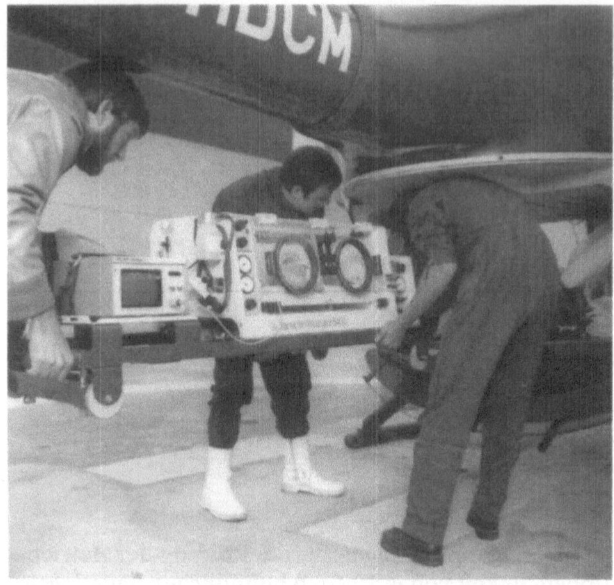

Abb. 3. Hineinschieben des komplett ausgerüsteten Transportinkubators in den Hubschrauber (Raumbegrenzung)

Raumverhältnissen hineinpaßt, dem Hubschrauber BO 105 (Abb. 3), denn es kann nicht akzeptiert werden, daß ein Transportinkubator von vornherein für bestimmte Transportmittel nicht geeignet ist.

Die Aufzählung dieser Einrichtungen läßt schon vermuten, daß das Gewicht solch eines kompakten Transportsystems für Säuglinge entsprechend hoch ist. Mit der Grundausstattung ohne Monitor werden leicht 80 kg erreicht, so daß schließlich ein Gesamtgewicht von über 100 kg möglich ist. Ist das noch tragbar und transportierbar?

Für den Transport innerhalb der Kliniken stehen für die DIN-Tragen entsprechende Fahrgestelle zur Verfügung, auf die auch die Transportinkubator passen (Abb. 4).

Bei den Erwachsenentragen hat es schon frühzeitig Fahrtragen gegeben. Auch wenn Säuglingstransporte seltener durchgeführt werden, so ist doch auch hier die Forderung nach einem in das Tragegestell integrierten Fahrgestell berechtigt. Dieses kann jedoch nur akzeptiert werden, wenn die Forderungen erfüllt werden, daß das Säuglingstransportsystem in allen Transportmitteln eingesetzt werden kann und die Schwingungseigenschaften der vorgestellten Schwingungsisolation erhalten bleiben. Das ist inzwischen gelungen durch die Entwicklung eines Fahrgerätes für DIN-Tragen, das auch für Transportinkubatoren geeignet ist (Abb. 5), was einen erheblichen Fortschritt im Sinne besserer Mobilität darstellt. Das Mehrgewicht durch diese Fahrtrage von 20 kg wird sicherlich in Kauf genommen.

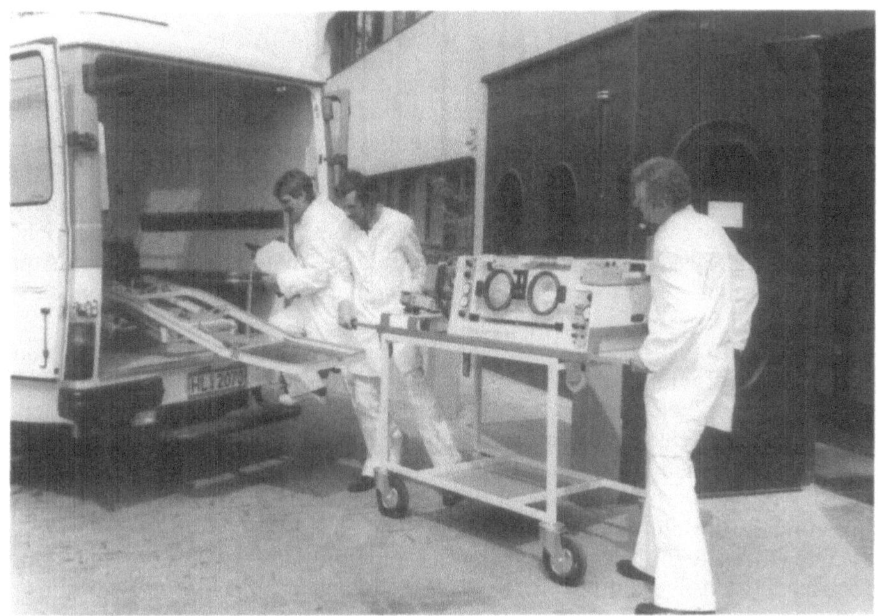

Abb. 4. Klinikfahrgestell für Transportinkubatoren mit Tragen nach DIN 13025

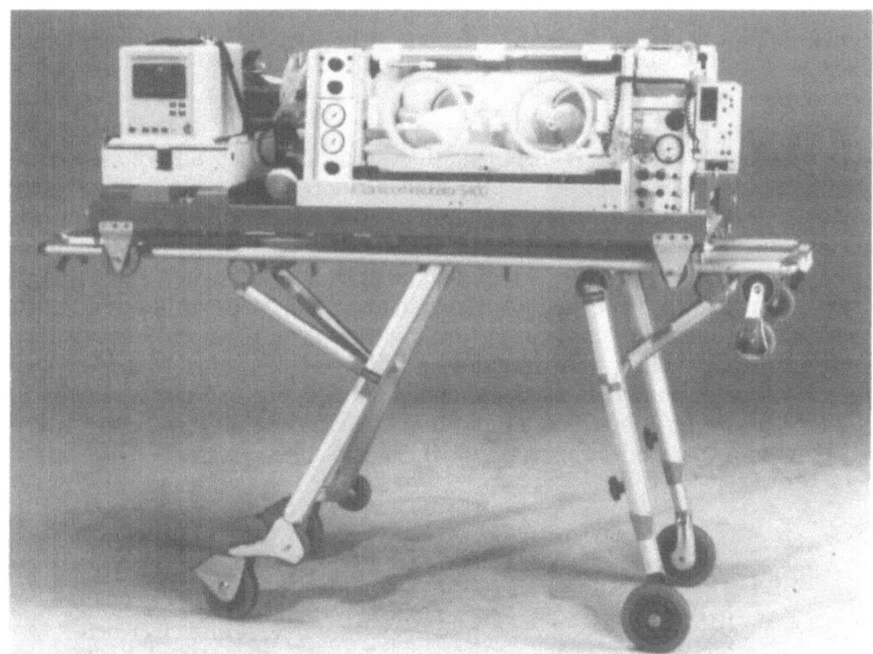

Abb. 5. Fahrgerät für Transportinkubator TI 5400 mit Schwingungsisolierung

Transporttrauma

Bei dem Transport von Neu- und Frühgeborenen in Transportinkubatoren stellte sich erstmals durch die Untersuchungen von Boenisch u.a. (Gohrbandt et al. 1984) heraus, daß für Säuglinge erhebliche Schwingungsbelastungen auftreten können. Ebenfalls ist von anderen Autoren (Ungesunde Härte 1981) bekannt, daß auch beim Transport von Erwachsenen noch erhebliche Defizite bei dem Schwingungskomfort, abhängig von dem Fahrzeugtyp, der Einrichtung, der Fahrgeschwindigkeit und der Straßenverhältnisse, vorhanden sind und es sich nicht nur um ein spezielles Problem des Transportinkubators handelt.

Beim Rettungstransportwagen (RTW) führte das zu der Entwicklung von gefederten Aufnahmen für die Tragen, sog. Schwingtischen, die die Funktion einer besonders weichen Federung übernahmen. Eine einschneidende Verbesserung des Federungskomforts ist aus physikalischen Bedingungen jedoch nur über sehr lange Federwege möglich. Bei kleineren Fahrzeugen (Krankentransportwagen) mit begrenzten Raumverhältnissen sind solche schwingungsisolierenden Einrichtungen deshalb auch nicht einsetzbar.

Die Untersuchungen der Schwingungseinwirkungen auf den Säugling konzentrierten sich deshalb auf die Fahrzeuge mit dem schlechteren Federungskomfort, den Krankentransportwagen (KTW), sie ergaben, daß bei schlechten Straßenverhältnissen und hohen Fahrgeschwindigkeiten Beschleunigungen am Kopf des Kindes auftreten, die bis zu der 2fachen Erdbeschleunigung (2 g) auftreten, so daß der Kopf von der Matratze sichtbar abhebt.

Aufgabe

Für den Hersteller von Transportinkubatoren ergab sich nun die Aufgabe, unter Berücksichtigung der begrenzten Raumverhältnisse eine mögliche Schwingungsisolierung zu finden, um den Federungskomfort zu verbessern. Dabei durften die Außenmaße des Inkubators nicht verändert werden, um den Einsatz in den verschiedensten Fahrzeugen (z.B. Hubschrauber, RTW, KTW, Klinikfahrgestell) weiterhin zu ermöglichen. Ein von vornherein eingeschränkter Einsatz eines Transportinkubators in nur wenige Rettungsfahrzeuge kann nicht akzeptiert werden.

Das begrenzt naturgemäß den möglichen Federweg und den erreichbaren Federungskomfort und kann daher nicht die Wirkung einer gefederten Tragenaufnahme mit Federwegen bis zu 30 cm erreichen.

Lösung

Trotzdem zeigen die Ergebnisse erfreulich gute Verbesserungen (Koch 1986): Mit der zusätzlichen Schwingungsisolation können diese Beschleunigungen nun so stark reduziert werden, daß sie unter den gleichen Meßbedingungen, bei denen vorher 2 g erreicht wurden, nun immer deutlich unter 0,5 g bleiben! Der Kopf des Säuglings hebt nicht mehr von der Unterlage ab, die Restschwingungen werden von 55–68% gegenüber dem starr gekoppelten Transportinkubator reduziert.

Eine Verbesserung der Schwingungsisolierung ergibt sich natürlich auch für alle anderen Transportarten des Inkubators, d.h. beim Schieben auf dem Fahrgestell im Klinikbereich, beim Überfahren von Schwellen, beim Absetzen auf die Unterlagen. Die Stöße und Schwingungen, die auf den Säugling wirken, werden erheblich vermindert, das Transporttrauma wird bedeutend reduziert.

Analysen der Schwingungseigenschaften ergaben, daß ein Teil der hohen Beschleunigungen durch Schwingungsresonanzen des Tragegestells erzeugt wurden. Der Rohrrahmen führte mit dem Gewicht des Inkubators Biegeschwingungen aus, die die Schwingungen vom Fahrzeug noch verstärkten. Durch erhebliche Versteifung des Rohrprofils konnte diese Resonanz unterdrückt werden. Eine zwischen dem Tragegestell und dem Inkubatorgehäuse eingebaute Federung erreicht dann die eigentliche Reduzierung der Beschleunigungen. Sie ist ähnlich abgestimmt wie die Federung der Fahrzeugsitze (Haldenwanger 1982), so daß weder die Fahrzeugfederung im Bereich zwischen 1 und 2 Hz noch die der Achsen im Bereich von 13–15 Hz den Inkubator in Resonanzschwingungen führt. Das heißt, die Resonanzfrequenz der erwünschten Federungsschwingung ist in einen Bereich gelegt, der vom Fahrzeug nur sehr gering angeregt wird. Die Folge ist, daß der Inkubator von den Schwingungen des Fahrzeugaufbaus weitestgehend isoliert wurde, das Kind liegt ruhig.

Die Konstruktion wurde so ausgeführt, daß die Tragegestelle auch für bereits ausgelieferte Transportinkubatoren der Serie TI 5400 nachgerüstet werden können – dieses ist natürlich ein besonderes Anliegen des Herstellers und der Anwender.

Jedoch muß hier noch einmal deutlichkeitshalber gesagt werden, daß trotz der Schwingungsisolierung eine nicht unerhebliche Schwingungsbelastung bei dem Transport übrigbleibt.

Als Bewertung des Federungskomforts dient die VDI 2057. Danach verschlechtert sich allein der Komfort für den Erwachsenen, wenn die gleiche Fahrstrecke anstatt im Sitzen im Liegen „ertragen" werden muß. Das sollte bei jedem Transport berücksichtigt werden. Es kann nur empfohlen werden, sich selbst einmal auf die Liegefläche zu legen und diese Erfahrung zu sammeln. Für Früh- und Neugeborene sind keine Komfortbewertungszahlen bekannt, es ist anzunehmen, daß unsere Kleinen noch viel empfindlicher reagieren als Erwachsene. Deshalb gilt immer noch, daß der beste Transport des Ungeborenen im Leib der Mutter zur richtigen Klinik ist, in sitzender Position auf einem gefederten Fahrzeugsitz! Wenn nun für den liegenden Säugling im schwingungsisolierten Transportinkubator Komfortstrahlen von ca. 35–46 auf einer extrem schlechten Fahrstrecke erreicht werden, während der Fahrer gleichzeitig nur ca. 18–23 erreicht (s. auch Tabelle 1), dann zeigt es deutlich auf, daß beim Transport von Neugeborenen sehr sorgfältig umgegangen werden muß. Zum Vergleich: Der ungefederte Transportinkubator erreichte Werte zwischen 103 und 113!

Tabelle 1. K-Wert für einen Säugling (ca. 3000 g) senkrecht zur Fahrtrichtung im Transportinkubator und K-Wert für den Fahrer in einen Krankentransportwagen (KTW) auf einer besonders unebenen Teststrecke

Fahrgeschwindigkeit [km/h]	Ungefederter Inkubator	Schwingungsisolierter Inkubator	Kfz-Fahrersitz
40	113,1	35,3	18
60	102,6	46,4	23

Zur objektiven Beurteilung der Komfortbewertungszahlen muß erwähnt werden, daß ein Wert von größer als 11 schon nach 25 min auf das Wohlbefinden eines Erwachsenen Einfluß nimmt, und der Wert von größer als 35 schon nach 25 min Einfluß auf die Leistung eines Erwachsenen hat[2].

Andere Möglichkeiten zur Schwingungsisolierung

Auf dem Markt konnten inzwischen auch andere Komponenten beobachtet werden, die das gleiche Ziel haben, die auf den Säugling einwirkenden Schwingungen zu reduzieren. Dabei handelt es sich z.B. um Matratzen, die mit einer gelartigen Masse oder mit einer Flüssigkeit gefüllt sind. Eigene Messungen des Inkubatorherstellers haben ergeben, daß keine der bisher bekannten Matratzen zu einer meßbaren Schwingungsreduzierung führten, sondern daß im Gegenteil gerade im Bereich der Hinterachseigenfrequenz von ca. 13 Hz eine deutliche Resonanzerhöhung auftritt mit den Folgen erhöhter Schwingungsbelastung des Säuglings. Mathematische Berechnungen zeigen, daß aus zusätzlichen Matratze keine höhere Schwingungsisolierung mehr zu erreichen ist als durch die vorhandene Federung des Inkubators.

Zu der Verwendung dieser obengenannten Matratzen muß noch ein weiterer warnender Hinweis gegeben werden, der auch in der Empfehlung für die auf Betriebssicherheit und Funktionsfähigkeit beschränkte sicherheitstechnische Prüfung für Wärmebetten und schmiegsame Wärmematten (1987) nachzulesen ist:

Alle Formen der Wärmetherapie bedürfen besonderer Aufmerksamkeit: Äußere Einflüsse können erhebliche Auswirkungen auf die erreichbaren Wirkungen haben, wie z.B.:

„Die Wärmeleitfähigkeit der Unterlagen, zum Beispiel kann es bei Wassermatratzen und Gelmatratzen, die in direktem Kontakt mit der Körperoberfläche stehen, je nach Temperaturdifferenz zu einem erheblichen Wärmefluß kommen (Wärmezufuhr bzw. Wärmeentzug)".

Dazu ein Beispiel: Der Inkubator wird in der Klinik in Bereitschaft gehalten und auf 39°C geheizt. Die Flüssigkeits- oder Gelmatratze nimmt eine Temperatur nahe 39°C an. Der Säugling wird in den Inkubator gelegt und hat bei einer Kerntemperatur von 37°C eine Hauttemperatur von ca. 36°C. Die posi-

2 VDI 2057, Blatt 1–3: Beurteilung der Einwirkung mechanischer Schwingungen auf den Menschen.

tive Temperaturdifferenz zwischen der Matratze und der Haut bewirkt eine Wärmezufuhr zum Säugling. Die Wärmekapazität einer 2 kg schweren Matratze kann erheblich höher sein als die eines Säuglings und führt zu einer Überhitzung, evtl. sogar zu einer örtlichen Verbrennung. Ist der Inkubator auf eine niedrigere Temperatur eingestellt, dann kann es zu einer Auskühlung des Säuglings führen. Man sieht, daß eine ungeregelte und nicht bekannte Matratzentemperatur zu einem erheblichen Einfluß auf den Wärmehaushalt des Säuglings führen kann, weil die konduktive Wärmeübertragung durch Berührung um ein vielfaches höher ist als durch die konvektive Wärmeübertragung durch die vorbeistreichende warme Luft!

Für den sicheren Transport empfiehlt es sich deshalb, keine eigenen Experimente mit unbekannten Zubehören zu versuchen, ohne die entsprechenden wissenschaftlichen und meßtechnischen Möglichkeiten und nur die Geräte und Teile zu verwenden, die von dem jeweiligen Hersteller empfohlen sind. Das ist auch im Sinne der Medizingeräteverordnung (MedGV).

Zur sicheren Fixierung des Säuglings während des Transports wird eine Vakuummatratze empfohlen, die den kleinen Säugling mit seinen Armen und Beinen eng zusammenhält und dadurch auch noch zusätzlichen Schutz vor Wärmeverlusten bietet und bei beatmeten Säuglingen die Schlauchfixierung vereinfacht.

Andere Einflüsse

Die hier aufgezeigten Probleme der Schwingungseinflüsse gelten prinzipiell auch für die Erwachsenen. Auch dort ist in verschiedenen Veröffentlichungen (Ungesunde Härte 1981) auf den unzureichenden Schwingungskomfort einiger Fahrzeuge hingewiesen worden.

Jedoch sollte hier doch auch noch einmal deutlich gemacht werden: durch die Wahl der Strecke und der Fahrgeschwindigkeit kann mehr zum Wohl des Patienten erreicht werden als jede technische Einrichtung.

Besonders beim Neugeborenentransport gilt deshalb:

1) Der beste Transport ist der im Mutterleib.
2) Erforderlich ist eine schnelle Fahrt zum Patienten, um die medizinische Erstversorgung sicherzustellen.
3) Ist der Säugling erst einmal im Transportinkubator medizinisch versorgt, ist nur in seltenen Fällen ein wirklich schneller Transport erforderlich und die Fahrgeschwindigkeit kann dem Straßenzustand angepaßt werden.
4) Der liegende Säugling wird erheblich mehr belastet als das sitzende oder stehende Begleitpersonal im Fahrzeug (Empfehlungen ... 1987).
5) Der Rettungstransportwagen mit Schwingtisch ist dem Krankentransportwagen vorzuziehen (Gohrbandt et al. 1984).

Bei den umfangreichen Untersuchungen über die Schwingungseinflüsse auf den Schwingungssimulator im Schwingungsprüflabor bzw. während der Fahrversuche wurden auch die Einflüsse der Einbauten und Befestigungseinrichtungen analysiert.

Dabei stellte sich heraus, daß zwischen dem Fahrzeugboden und der Tragenbefestigung eine Schwingungsverstärkung eintritt, die von den Resonanzen der Halterungen und insbesondere von den lockeren, mit Spiel versehenen Aufnahmen für die DIN-Trage verursacht werden!

Dieses gilt auch für die gefederte Tragenaufnahme, den Schwingungstisch. Das bedeutet, daß die Maßnahmen zur Schwingungsisolation wieder zunichte gemacht werden durch die Verbindungen und Halterungen zwischen dem Fahrzeugboden und der Tragenaufnahme. Hier ist dringend Abhilfe geboten für die in verschiedenen DIN-Vorschriften festgelegten Halterungen! Es ist auch gleichzeitig ein Appell an die Fahrzeughersteller und Fahrzeugausrüster, auf diesem Gebiet aktive Entwicklungsarbeit zu leisten zum Wohle des Patienten.

Literatur

Empfehlungen für die Prüfung der Betriebssicherheit und Funktionsfähigkeit von in Betrieb befindlichen Säuglingsinkubatoren (1986) DIN Mitt 65/1

Empfehlungen für die auf Betriebssicherheit und Funktionsfähigkeit beschränkte sicherheitstechnische Prüfung für Wärmebetten und schmiegsame Wärmematten (1987) Schwester/Pfleger 8/26:664–665

Gohrbandt U et al. (1984) Schwingungsuntersuchungen an einem Transportsystem für Früh- und Neugeborene. TÜ 25/3:111–115

Haldenwanger HG (1982) Entwicklung und Erprobung von Sitzen für Personenkraftwagen. AZT 84/9:437–445

Koch J (1986) Transport-Trauma: Schwingungsbelastung von Früh- und Neugeborenen in Transportinkubatoren und Krankenwagen. Notfallmedizin 12:146–155

Marx FF (1986) Die Entwicklung der Säuglingsinkubatoren. Verlagskontor, Lübeck

Ungesunde Härte (1981) Auto-Zeitung 23:38–43

Teil V
Verletzungen und Verlegungen der Luftwege

Chirurgische thorakale Notzustände

W.-J. Stelter

Der Brustkorb umschließt lebenswichtige Organe. Behinderung der Atemtätigkeit oder Schädigung des kardiovaskulären Systems gefährden akut das Leben. Daher ist bei der Erstversorgung von Unfallverletzten die Beherrschung von Thoraxtraumafolgen von entscheidender Bedeutung. Die lebensrettenden Maßnahmen der Erstversorgung müssen vor jeder Erweiterung der Diagnostik stehen. Bis zu 70% der Brustkorbverletzungen weisen äußerlich keine Verletzungszeichen auf, bis zu 50% sind mit einem Schädelhirntrauma kombiniert. Bei den Unfallarten mit Thoraxverletzungen machen die Verkehrsunfälle fast die Hälfte aus. Man kann unterscheiden zwischen einer direkten oder indirekten Gewalt, und schließlich spielen auch die Elastizität des Thorax und der Zustand der intrathorakalen Organe eine wichtige Rolle. Bei den Thoraxtraumen hat sich eine Einteilung in stumpfe oder penetrierende oder perforierende Verletzungen eingebürgert. In der Praxis bewährt hat sich aber ein Einteilungsschema, das nach anatomischen Gebieten und Organbereichen unterscheidet:
1) Verletzung des thorakalen Muskel- und Skelettsystems, 2) Verletzungen der Atmungsorgane, 3) Verletzungen der Mediastinalorgane.
Aus allen Verletzungen können sich sog. traumatische *„thorakale Notzustände"* ergeben, die ein besonders *rasches Handeln* erfordern.

In einem großen Kollektiv von Patienten mit Thoraxverletzungen der Universitätskliniken in München und Köln (Tabelle 1) fanden sich solche thorakalen Notzustände in etwas über 40%. Führend waren Pneumothorax und Hämothorax in zusammen fast 40%. Behandlung und Diagnostik bestehen in der sofortigen Anlage einer ausreichend großkalibrigen Thoraxdrainage. Die Indikation sollte sehr großzügig gestellt werden, da andererseits bei allzu großem Zögern ein Patient innerhalb von Minuten am Spannungspneu versterben

Tabelle 1. Thoraxverletzungen der Universitätskliniken in Köln (1959–1974) und in München (1961–1977)

Thoraxverletzung	Anzahl der Patienten (n)	[%]
Pneumothorax	248	19
Hämothorax	286	20
Herzbeuteltamponade	12	0,8
Mediastinalemphysem	20	1,3
„Instabiler Thorax"	50	3,4

kann. Am sichersten wird die Drainage im Bereich der vorderen Axillarlinie etwa in Höhe der Mamille eingelegt, damit bei einem möglichen Zwerchfellhochstand ohne die Möglichkeit einer Röntgenuntersuchung am Unfallort keine intraabdominalen Organe getroffen werden können. Die Patienten dürfen nicht mit abgeklemmter Drainage transportiert werden, wie man es immer noch in Büchern liest. Vor allem bei beatmeten Patienten ist nichts zu befürchten, selbst wenn die Thoraxdrainage diskonnektiert wird.

Das immer wieder genannte Flatterventil ist nach unserer Erfahrung nicht erforderlich. Wenn man keine Bülau-Flasche mit der unter Wasser abgeleiteten Drainage dabei hat, genügt es, an die Thoraxdrainage einen sterilen Magenbeutel anzuschließen, der ggf. ein wenig eingeschnitten wird und dann ebenfalls wie ein Flatterventil funktioniert. Zahlenmäßig ins Gewicht fällt noch der „instabile Thorax“ mit 3,4% (Tabelle 1). Am Unfallort bedeutet dies eine klare Indikation zur Intubation. Es gibt in unserem Land eine große Kontroverse, ob ein instabiler Thorax später stabilisiert oder durch Langzeitbeatmung und „innere Schienung“ behandelt werden soll.

Dies ist eine Scheindiskussion, denn Schwerverletzte werden am Unfallort ohnehin tubiert. Besteht dann infolge einer Lungenkontusion eine Diffusionsstörung der Lunge, muß zur Verbesserung des Gasaustausches ohnehin die Beatmung weitergeführt werden. Ist die Diffusionskapazität der Lunge gut und hat der Patient infolge der Rippenfraktur nur eine schlechte Atemmechanik, dann kann man durch eine gute Schmerzausschaltung auch bei beiderseitiger Serienfraktur eine ausreichende Lungenfunktion erreichen, und eine Stabilisierung ist überhaupt nicht mehr erforderlich. Unter den Notzuständen wird immer wieder das Mediastinalemphysem genannt. Das Mediastinalemphysem (Tabelle 1) ist für sich alleine bedeutungslos, es ist höchstens ein Anzeichen, daß andere Organe wie Ösophagus oder Bronchien verletzt sein können. Das Mediastinalemphysem erzeugt von sich aus selten einen lebensbedrohenden Zustand und bedarf daher auch keiner eigenen Behandlung. Entlastungsschnitte am Jugulum u.ä. sind überflüssig. Die Herzbeuteltamponade ist bei fast 1% der Patienten vorgekommen (Tabelle 1). Wenn man sie erkennt, muß man akiv vorgehen. Wir bevorzugen die Punktion von unterhalb des Processus xiphoideus in Richtung auf die rechte Schulter. Vorschläge ein EKG-Kabel anzuschließen, um Myokardverletzungen zu vermeiden, sind theoretisch. Etwas anderes ist aber zu bedenken: der Herzbeutel hat beim normalen Patienten ein Fassungsvermögen von 150–180 ml. Wenn durch eine Einblutung dieses Volumen und damit die Grenze des Fassungsvermögens erreicht ist, wird der Druck im Perikard bei weiterer Volumenzunahme steil ansteigen. Dann wird ganz plötzlich die Füllung der Vorhöfe behindert, was zu einem raschen Blutdruckabfall führt. Wenn es gelingt, in dieser Situation nur 20 oder 30 ml abzupunktieren, kann der Patient auf die normale oder fast normale Auswurfleistung des Herzens zurückgebracht werden, womit sein Leben gerettet ist. Die Normalisierung gelingt also, obwohl man ein Hämoperikard niemals vollständig abpunktieren kann, da ein Großteil des Blutes koaguliert ist. Auf dieselbe Weise kann man auch u.U. durch Einlegen eines kleinen Katheters und ständiges Aspirieren oder Ablaufen kleiner Mengen Blut den Kreislauf über eine längere Transportzeit aufrechterhalten. Bei Verdacht auf Perikardtamponade gilt auch hier: Lieber einmal zu oft punktieren. Bei einem

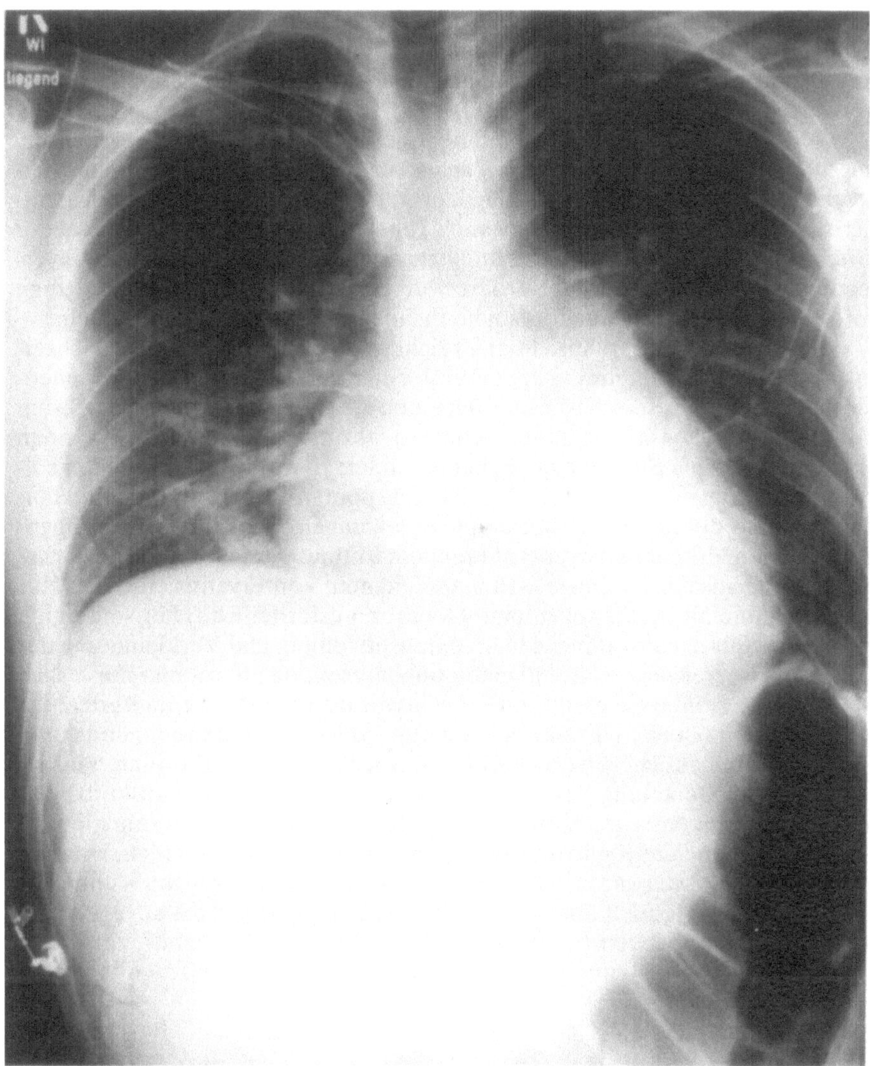

Abb. 1. Thoraxübersichtsaufnahme eines 25jährigen Patienten nach Pfählungsverletzung des Mediastinums von rechts parasternal. Es bestand die klinische Symptomatik einer Perikardtamponade, die durch den verbreiterten Herzschatten bestätigt schien. Punktion und Ultraschalluntersuchung wiesen kein Blut im Perikardraum nach. Es handelte sich um eine Herzkontusion

25jährigen Patienten (Abb. 1) kam es nach einer Pfählungsverletzung des Mediastinums von rechts parastenal zu den typischen Zeichen einer Perikardtamponade mit Ansteigen des Venendrucks, Blutdruckabfall, Tachykardie und einem erheblichen verbreiterten Herzschatten im Röntgenbild. Der Patient wurde zu uns verlegt und mehrfach punktiert. Jedesmal wurde reichlich Blut aspiriert, das koagulierte, so daß man eine Punktion des rechten Ventrikels annehmen mußte. Schließlich wurde durch ein Echokardiogramm nachgewiesen, daß kein Perikarderguß bestand, sondern es sich um eine Herzkontusion handelte. Die Punktionen jedoch wurden ohne Komplikationen vertragen.

Wenn der thorakale Notzustand behoben ist, gewinnt man Zeit, über die zugrundeliegenden *Organverletzungen* nachzudenken und ggf. eine weiterführende *Diagnostik* einzuleiten. Bei dem genannten Kollektiv führten deutlich die Verletzungen der Thoraxwand (Tabelle 2). Es bestehen immer wieder Unklarkeiten, wie man sich am Unfallort angesichts einer offenen Thoraxverletzung verhalten soll, da gefordert wurde, eine offene Thoraxverletzung sofort durch entsprechenden Verband in eine geschlossene zu verwandeln.

Dies ist nach unserer Ansicht nicht richtig, da man hierdurch bei gleichzeitiger Verletzung der Pleura visceralis u.U. einen gefährlichen Spannungspneumothorax erzeugt. Besser ist es, durch einen sterilen jedoch nicht allzu festen Verband die Thoraxverletzung schützend abzudecken. Unter Umständen braucht ein solcher Patient nicht einmal intubiert zu werden, da man unter solcher Bedingung durchaus noch ausreichend spontan atmen kann. In der Häufigkeit an zweiter Stelle stehen Lungenverletzungen (Tabelle 2). Bei Lungenverletzungen, erkennbar an persistierendem Luftaustritt und ggf. einer stärkeren Blutung aus der Drainage, soll man sich mehr konservativ verhalten. Nur im Ausnahmefall ist deswegen eine Operation erforderlich. Hier sollte man versuchen, durch eine einfache Naht eine Blutstillung und Verkleinerung der Luftfistel zu erreichen, während eine Lungenresektion nur selten erforderlich ist. Bei einer großen Fistel mit starkem Gasverlust ist auch an eine Verletzung der Bronchien oder Trachea zu denken, die jedoch sehr selten sind und durch Bronchoskopie gesichert werden müssen. Solche Verletzungen führen insbesondere unter Beatmung rasch zum Pneu und Spannungspneumothorax, den man schnellstens entlasten muß. Daraus jedoch abzuleiten, eine Intubation am Unfallort wegen der Möglichkeit des Spannungspneus zu vermeiden, ist völlig abwegig. Im Notarztwagen hat man keine Möglichkeit, Bronchus- und Tracheaverletzungen gezielt abzuklären. Darum kommen auch die angegebenen Verfahren der speziellen Intubation, ggf. mit Doppellumentubus, zur Überbrückung einer Verletzung praktisch für die Erstversorgung kaum in Frage.

Tabelle 2. Geschlossene Thoraxverletzungen der Universitätskliniken in Köln (1959–1974) und in München (1961–1977)

Thoraxverletzung	Anzahl der Patienten (n)	[%]
Thoraxwandverletzungen	944	65
Zwerchfellrupturen	66	4,5
Lungenverletzungen	302	21
Trachea- und Bronchusverletzungen	21	1
Ösophagusverletzungen	5	0,3
Ösophagotracheale Fisteln	3	0,2
Herzverletzungen	79	5
Aortenverletzungen	45	3

Hier muß man sich mit der eigenen Erfahrung und Intuition helfen, den Spannungspneu verhindern, und die Transportzeit so gut wie möglich überbrücken.

Viele Bronchus- und Trachearupturen werden übersehen und kommen erst verspätet, zuweilen nach Jahren, zur Behandlung. Meistens sind die distalen Lungenabschnitte durch den Bronchusabriß oder Narbenbildungen atelektatisch, können aber durch entsprechende Rekonstruktionen wieder zur Entfaltung gebracht werden. Ein typisches Zeichen für die Bronchus- oder Tracheaverletzung ist die Blutung aus dem Tubus, die aber auch bei Lungenverletzungen vorkommen kann.

Zwerchfellrupturen (Tabelle 2) werden meistens am Unfallort und im Notarztwagen noch nicht erkannt – und werden auch in der Klinik häufig noch übersehen. Auch die meisten in der Klinik versorgten Zwerchfellrupturen sind veraltete Rupturen nach indirektem Trauma.

Die meisten Tracheaverletzungen, deren Folgen wir durch eine Trachearekonstruktion beseitigen mußten, entstanden iatrogen. An erster Stelle ist die heute immer noch geübte Intubation mit den früher allgemein gebräuchlichen roten Gummituben mit ihren äußerst schädlichen runden Abdichtungsmanschetten zu nennen. Diese im Auflagedruck nicht steuerbaren Abdichtungsballons führen schon nach kurzer Zeit zu einer Druckschädigung der Schleimhaut und der Trachealknorpel mit nachfolgender malazischer Narbenstenose (sog. Cuffstenose). Diese Gummituben sollten heute aus allen Notintubationssets verschwunden sein. An zweiter Stelle als Ursache standen Tracheotomien, die ausgedehnte Knorpelschäden verursachten, wobei auch die Art einer Langzeitbeatmung bei einem unruhigen Patienten mit den entsprechenden Bewegungen am Tracheostoma eine Rolle spielen kann. Der spektakulärste Fall aus dem eigenen Krankengut war ein 23jähriger Patient mit einem Schädelhirntrauma.

Er wurde schon nach 3 Tagen tracheotomiert. Am Tracheostoma kam es zur Ausbildung einer Stenose, die mit einer offenen Rinne behandelt wurde. An der offenen Rinne entwickelte sich eine neue Stenose, schließlich war der Defekt an der Trachea ausgedehnter als zuvor und erreichte nach insgesamt 13 Operationen die Länge von 7,3 cm. Wir haben nach Mobilisierung des Lungenhilus und des Kehlkopfes diese gesamte Strecke in einer Ausdehnung von 7,5 cm reseziert und die Trachea End-zu-End an den Larynx anastomosiert. Heute, 7 Jahre später, ist der Patient beschwerdefrei und kann seinen Kopf frei bewegen. Dieses ist die ausgedehnteste erfolgreiche Trachealresektion mit End-zu-End-Anastomose, die jemals beschrieben wurde. Ösophagotracheale Fisteln treten sehr selten auf, meist erst spät nach 1–2 Wochen als Folge einer Kontusion und Nekrose des Gewebes. Daher sind sie für den Notarzt am Unfallort von keinem großen Interesse.

Herzverletzungen sind mit 5% häufiger und relevanter (Tabelle 2). Man muß unterscheiden, ob eine stumpfe oder eine penetrierende Herzverletzung vorliegt. Bei stumpfen Herzverletzungen sind die Einrisse ungefähr gleichmäßig auf alle Herzhöhlen verteilt (Abb. 2). Schuß- und Stichverletzungen dagegen treffen am häufigsten den großen vorne liegenden rechten Ventrikel (Abb. 3). Die Folge davon ist eine Perikardtamponade, sofern das Perikard bei der Verletzung geschlossen blieb. Hier muß, wie gesagt, durch Perikardpunktion und -entlastung der Patient ggf. über die Transportzeit gerettet wer-

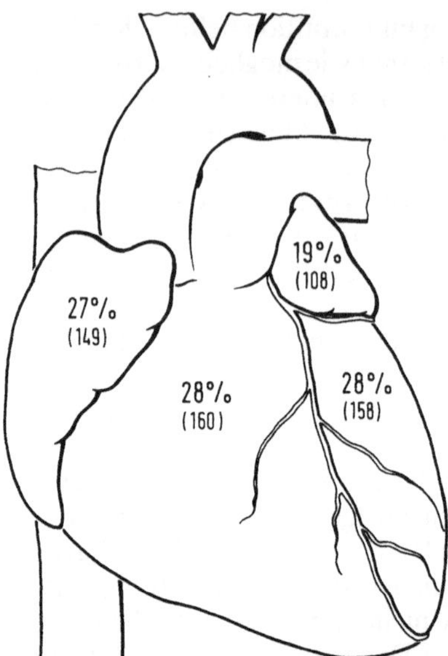

Abb. 2. Lokalisation von stumpfen Herzverletzungen: alle Herzhöhlen sind ungefähr gleichermaßen betroffen

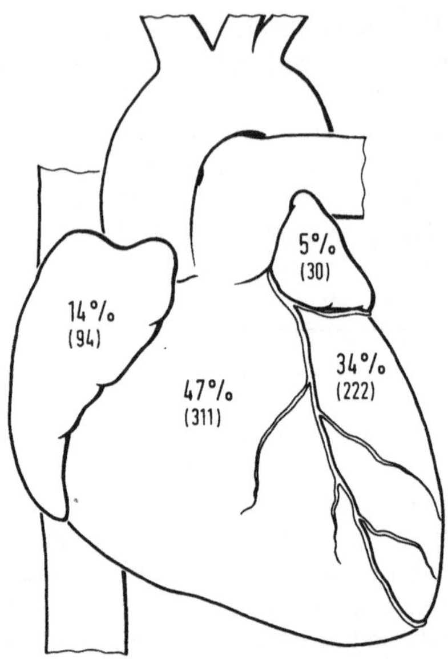

Abb. 3: Lokalisation von penetrierenden Herzverletzungen. Der große, vorne liegende rechte Ventrikel ist eindeutig bevorzugt, gefolgt vom linken Ventrikel

den. Diese Verletzungen können in jeder großen Klinik ohne Anwendung der Herz-Lungen-Maschine versorgt werden und brauchen daher nicht in eine herzchirurgische Abteilung gefahren zu werden, die ohnehin meist mit ihren geplanten Eingriffen ausgebucht ist. Aortenverletzungen nach stumpfem Trauma werden häufig übersehen. 80% der Patienten sterben noch an der Unfallstelle oder innerhalb der ersten Stunde, hierunter praktisch alle Patienten mit Rupturen der Aorta ascendens. In der Klinik überwiegen quere Einrisse oder Durchrisse im Bereich der Aorta descendens, unmittelbar distal der A. subclavia im Bereich des Lig. Botalli („Aortenruptur loco typico"). Die Ruptur bleibt durch die Adventitia eine ungewisse Zeit lang gedeckt. Von den Patienten erreichen 2–3% schließlich ein Stadium des chronischen Aneurysma spurium, von dem man definitionsgemäß 6 Wochen nach dem Ereignis spricht. Als Leitsymptom wird immer wieder ein verbreitertes Mediastinum in der Röntgenübersichtsaufnahme angegeben, was jedoch nicht in allen Fällen nachweisbar ist, wie wir auch am eigenen Krankengut gesehen haben (Tabelle 3). Bei allen Patienten mit Aortenruptur und nicht verbreitertem Mediastinums fand sich jedoch ein weiteres sehr typisches Symptom: entweder eine ungeklärte Hypertonie oder sogar eine Blutdruckdifferenz zwischen Armen und Beinen, beides bekannt als das sog. *Pseudokoarktationssyndrom.* Bei Verdacht auf eine solche Aortenruptur bevorzugen wir heute zuerst die Computertomographie mit Gabe von Kontrastmitteln, durch die meistens – bei einiger Erfahrung des Untersuchers – die Ruptur und ihre Lokalisation schon eindeutig nachgewiesen werden können. Im Zweifelsfall wird diese Untersuchung durch eine digitale Subtraktionsangiographie ergänzt. Bei nachgewie-

Tabelle 3. Symptome der traumatischen thorakalen Aortenruptur bei 36 Patienten (n)

Symptome	n
Weiteres Mediastinum	32
Hämatothorax	19
Blutdruckdifferenz (Arm–Bein)	14
Hypertonus	14
Anurie	2
Ischämie der unteren Extremitäten	1
Paraplegie	1
Hämatemesis	1

sener Ruptur besteht eine Indikation zur dringlichen Operation, da anderenfalls ein nicht vorhersehbarer Teil der Patienten an einer zweitzeitigen Ruptur verstirbt.

Priorität vor der Rekonstruktion der Aorta hat jedoch die Versorgung dringlicher und blutender Abdominalverletzungen, ein Schädel-Hirn-Trauma und in seltenen Fällen auch einmal eine Gefäßverletzung der Extremitäten mit schwerer Ischämie, die innerhalb einer begrenzten Zeit versorgt sein muß.

Betrachtet man die Entwicklung der letzten 3 Jahrzehnte, zeigt sich im Verletzungsmuster der Thoraxläsionen eine Zunahme von Begleitverletzungen. Bis 1959 führten Hausunfälle mit solitärer Thoraxverletzung, in den Jahren danach nahm die Zahl der Verkehrsunfälle ständig zu. Von den Patienten mit Thoraxverletzungen haben 50% Schädel-Hirn-Traumen, in 20–30% sind abdominale Organe verletzt, in 30% Extremitäten und in 15% das Becken. Die meisten Patienten sind noch jung. Die Letalität beim schweren Polytrauma liegt heute in erfahrenen Zentren um 20%. Die Letalität beim Thoraxtrauma steigt jedoch im Alter steil an. Fast die Hälfte der Patienten über 70 Jahren stirbt nach Thoraxverletzung.

Wie soll sich der Notarzt am Unfallort angesichts der verwirrenden Vielfalt von Verletzungsmöglichkeiten im Thoraxbereich zurechtfinden, die hier nur kurz skizziert werden konnten? Die folgende Übersicht zeigt in der ersten Spalte, welche vielfältigen Möglichkeiten einer Organverletzung bestehen können:

Stumpfes Thoraxtrauma

verletztes Organ		Symptomatik	Aktion
Thoraxwand	offen geschlossen	(Spannungs-) pneumothorax	*Bülau-Drainage*
Lunge	Zerreißung Kontusion	Hämatothorax	
Trachea			
Herz	Zerreißung Kontusion	Perikardtamponade	Perikardpunktion
Große Arterien			
Große Venen		weites Mediastinum	Notthorakotomie
Ösophagus		Mediastinalemphysem	
Ductus thoracicus		Chylothorax	*Röntgendiagnostik*

Die Symptomatik ist jedoch schon weniger vielfältig. Hier kommt es nur darauf an, rechtzeitig einen thorakalen Notzustand zu erkennen. Die einzige Aktion am Unfallort bleibt dann nur noch die großvolumige Thoraxdrainage. Später in der Klinik wird eine erweiterte Diagnostik an erster Stelle mit Hilfe einer Röntgenübersichtsaufnahme, evtl. mit weiteren Röntgenuntersuchungen (CT, Angiographie) möglich. Eine Perikardpunktion oder sogar die Notthorakatomie am Unfallort gehört heute zu den Ausnahmen. Aber auch in der Klinik können 80% aller Thoraxverletzungen durch das Legen einer Thoraxdrainage ohne weitere Maßnahmen beherrscht werden. Die Botschaft dieses Beitrags mit der nur kurzen Beleuchtung der vielfältigen Probleme sollte gewesen sein, den Arzt am Unfallort zum großzügigen Gebrauch der weitvolumigen Thoraxdrainage zu ermuntern.

Obstruktionen von Pharynx, Larynx und Trachea

K. Foet

Leitsymptom von Verlegungen von Schlund, Kehlkopf und Luftröhre ist die Atemnot.

Die Atemnot mit der aktuten Gefahr des Erstickungstodes ist eine der dramatischsten Notfallsituationen, mit denen Notfallsanitäter und Notfallärzte konfrontiert werden können.

Da in den meisten Fällen unter günstigen äußeren Bedingungen eine sofortige Hilfe möglich ist, andererseits durch unzureichende Maßnahmen ein deletärer Ausgang droht, sind die ersten Notfallmaßnahmen von entscheidender Bedeutung.

Für ein überlegtes Handeln ist von folgenden Fragen auszugehen:

- Welches Krankheitsgeschehen liegt vor?
- Wie bedrohlich ist die Situation im Augenblick und wie wird sie sich voraussichtlich entwickeln?
- Was könnte unter den gegebenen Umständen getan werden?
- Was könnte unter optimalen Bedingungen in einer Fachklinik getan werden?

Eine klare Diagnose ist entscheidend für die Beurteilung der Notfallsituation und die einzuschlagende Therapie.

Typisch für eine Obstruktion von Pharynx, Larynx und Trachea ist der in- und expiratorische Stridor- bzw. die Stenoseatmung. Bei welchen Erkrankungen kann es zu dieser Stenoseatmung kommen?

Wir unterscheiden Atemnot durch obstruktive Erkrankungen des Respirationstraktes bei
Mißbildungen (Choanalatresie),
Entzündungen (bakteriell, spezifisch, viral, hyperergisch-allergisch),
physikalische Einflüsse,
Neoplasien.

Ursachen der Obstruktion der Atemwege mit Atemnot im HNO-Bereich sind v.a. entzündliche Erkrankungen, so
Laryngitis supraglottica (Epiglottitis bzw. Epiglottisabszeß),
Laryngitis subglottica (Pseudokrupp),
Perichondritis der Stellknorpel des Kehlkopfs,
Glottisödem (traumatisch, allergisch),
Laryngospasmus,
nekrotisierende Tonsillitis (z.B. Monozytenangina),
Tonsillar-, Peritonsillar- und Retrotonsillarabszeß,
tonsillogene Rachenphlegmone,

Retropharyngealabszeß,
Mundbodenabszeß mit Zungenschwellung,
primäre Zungenschwellung (Abszeß, Allergie).
Obstruktive Erkrankungen der Atemwege lösen die Atemnot in erster Linie durch erhöhte Strömungswiderstände mit einer Störung der Atemgasverteilung aus.

Das allergische oder toxische Glottis- und Larynxödem ist nach Bienen- oder Wespenstichverletzungen im hinteren Pharynxraum, aber auch im Rahmen anaphylaktischer Reaktionen, dem sog. Quincke-Ödem, zu beobachten.

Eine große Rolle im HNO-Bereich spielen auch verlegende Tumoren im Kehlkopf und im Schlund.

Für die Notfallsituation eignet sich die Unterteilung in das sog. Einröhrensystem der oberen Atemwege und das Mehrröhrensystem der unteren Atemwege. Besonders gefährlich sind Verlegungen im Einröhrensystem, d.h. in der Region vom Zungengrund bis zur Carina.

Häufigste Ursachen, die zu einer plötzlichen lebensgefährlichen Verlegung führen, sind Aspiration von Fremdkörpern (künstliches Gebiß, Gebißteile, Spielzeugteile, Knochen u.a.). Zusätzlich kann es dabei als Folge von eintretenden Bewußtseinsverlusten durch unsachgemäße Maßnahmen zusätzlich zur Verlegung des Hypopharyngealraumes durch die zurückfallende Zunge kommen.

Die Sofortbehandlung der schweren stridorösen Dyspnoe mit deutlichen Anzeichen der Zyanose besteht unabhängig von der Ursache in einem raschen Freimachen der Atemwege. Als adäquate Erstmaßnahme ist die endotracheale Intubation anzusehen. Eine weitere wichtige Erstmaßnahme ist die sofortige Sekretabsaugung. Unter bestimmten Situationen, so z.B. bei einem obstruierenden Larynxtumor mit plötzlich auftretender Atemnot, gelingt die endotracheale Intubation kaum oder gar nicht. In solchen Fällen hat sich das sog. Notfallrohr bewährt. Das Notfallrohr besteht aus einem starren Endoskoprohr, analog einem Bronchoskop mit Lichtleiter und Batteriehandgriff, so daß unabhängig vom Netzstrom gearbeitet werden kann.

Alternativ bietet sich bei Unmöglichkeit der endotrachealen Intubation die Punktion des Ligamentum conicum durch eine dicklumige Kanüle an, bzw. die Punktion der oberen Trachea. Die früher propagierte Koniotomie stellt heute nicht mehr eine adäquate Maßnahme in solchen Situationen dar. Auch die sog. Nottracheotomie ist heute keine Maßnahme der Ersten Hilfe mehr. Vielmehr gewährleistet die Punktion als erste Notfallmaßnahme bei Unmöglichkeit der endotrachealen Intubation eine ausreichende Ventilation während des Transports mit zusätzlicher O_2-Gabe. Die Notfallkoniotomie kommt nur als Ultima ratio in Frage. Hier wird auf das gängige Einmalset verwiesen.

Auch Verletzungen der Trachea, wie sie bei Verkehrsunfällen gelegentlich beobachtet werden, können zu lebensbedrohlichen Atemnotzuständen führen. Die Notwendigkeit der Intubation muß bei Verdacht auf Trachealverletzung sorgfältig geprüft werden. Die Gefahr der Intubation bei bestehender Trachealverletzung besteht in einer Ruptur der Trachea oder darin, einen partiellen Abriß der Trachea durch die Intubation vollständig zu machen.

Bei Trachealverletzungen ist zu unterscheiden zwischen scharfen Gewalteinwirkungen auf die Luftröhre, die zu offenen Verletzungen führen und stumpfen Gewalteinwirkungen der Trachea, die zu gedeckten Verletzungen führen.

Symptomatik der offenen Verletzung sind sichtbare Luftblasen während der Respiration im Verletzungsbereich. In diesem Falle wird vorsichtig ein Tubus in die Trachea geschoben, um eine Aspiration zu vermeiden.

Die Symptomatik der gedeckten Verletzung der Trachea sind eine Prellmarke am Hals, Husten, Hämoptyse, Dysphonie bis Aphonie, Dyspnoe, in- und expiratorischer Stridor, Zyanose, Dysphagie, Weichteilemphysem, das sich zu einem Mediastinalemphysem ausweiten kann.

Bei Verdacht auf gedeckte Verletzung der Trachea ist zunächst sorgfältig zu prüfen, ob die Atmung bei bestimmter Kopfhaltung (Anteflexion, Lateralflexion) suffizient ist. Die Intubation ist zunächst wegen der Gefahr der Vervollständigung eins Trachealabrisses nach Möglichkeit zu vermeiden.

Wenn intubiert wird, sollte eine tiefe Intubation durchgeführt werden, um evtl. das Leck in der Trachea abzudichten und die Aspiration zu vermeiden. Kommt es trotz Intubation zu einer Aspiration, so ist auch an das Vorliegen einer traumatischen ösophagotrachealen Fistel zu denken. Gerade bei der gedeckten Verletzung der Trachea hat sich das Notfallrohr gut bewährt, da unter Sicht intubiert werden kann.

Die Zusammenstellung der Ursachen, die zu dem Leitsymptom der akuten Atemnot führen können, zeigt, daß ganz unterschiedliche Krankheitsbedingungen vorliegen, so daß es nicht ein für alle Fälle schematisch anzuwendendes Vorgehen gibt. Richtig ist, nach Beherrschung der ersten Notfallsituation den Patienten in eine entsprechende Fachklinik überzuführen.

Probleme mit Tracheostoma und Trachealkanülen

H.-P. Zenner

Die Probleme von Tracheostomaträgern wären in vielen Fällen eigentlich leicht zu lösen, wenn man wüßte wie. Wenn man sie nicht löst, führen sie in der Regel bei Patienten zu bedrohlichen Komplikationen, nämlich meist zur Atemnot mit der Gefahr des Erstickungstodes. Aus diesem Grund sollte der Sanitäter in Notsituationen grundsätzlich den Notarzt anfordern. Bis zu dessen Eintreffen muß er jedoch Erste Hilfe leisten können.

Warum haben Patienten eigentlich ein Tracheostoma? Es sind 2 große Gruppen. Die erste Möglichkeit und es ist die häufigste, dessentwegen ein Patient zu Hause ein Tracheostoma hat, ist, daß dieser Patient keinen Kehlkopf mehr besitzt. Die Trachea ist dann nach außen genäht und hat keinerlei Verbindung zum Schlund mehr. Schlund und Trache sind vollkommen voneinander getrennt. Dieser Patient kann, wenn die Luftröhre verlegt ist, über keinen anderen Weg mehr atmen; er würde ersticken.

Die 2. Möglichkeit ist, daß sich entweder im Bereich des Kehlkopfes oder der darungerliegenden Trachea irgendein Prozeß abspielt, der dazu führt, daß der Patient für sein tägliches Leben nicht mehr ausreichend Luft bekommt. Ein Tumor, eine Lähmung der Stimmlippen, eine Entzündung oder eine Trachealstenose sind wichtige Beispiele solcher Prozesse.

Wenn man zu einem Tracheostomaträger nach Hause oder auf der Straße gerufen wird, wird der Patient in der Regel eine Kanüle tragen. Verschiedene Formen von Kanülen sind möglich und es ist zweckmäßig, wie später bei der Notfallbehandlung zu sehen ist, bereits von außen zu erkennen, welche Art von Kanüle der Patient eigentlich besitzt (s. Abb. 1). In der Mehrzahl der Fälle wird es eine ungeblockte Kanüle sein, also entweder eine Kanüle aus Silber oder eine aus Kunststoff, welche keinen Cuff hat. Nur in seltenen Fällen wird der Patient zu Hause einen Tubus haben, welcher blockbar ist. Ist er blockbar, so ist dies am Blockansatz zu erkennen. Wenn man hingegen einen Patienten von einer Klinik in die andere transportieren muß, dann kann es ohne weiteres sein, daß er einen Intubationstubus trägt.

Notsituation Atemnot

Die Hauptnotfälle, die im Bereich des Tracheostomas auftreten, sind Atemnot und Blutung. Die Atemnot steht dabei weit im Vordergrund. Wodurch kann eine Atemnot entstehen? Die häufigste Ursache sind Sekretborken. Durch die Zugänglichkeit der Trachea direkt zur Außenluft, ohne daß die eingeatmete Luft durch die Nase vorgefiltert und vorgewärmt und angefeuchtet wird, kann

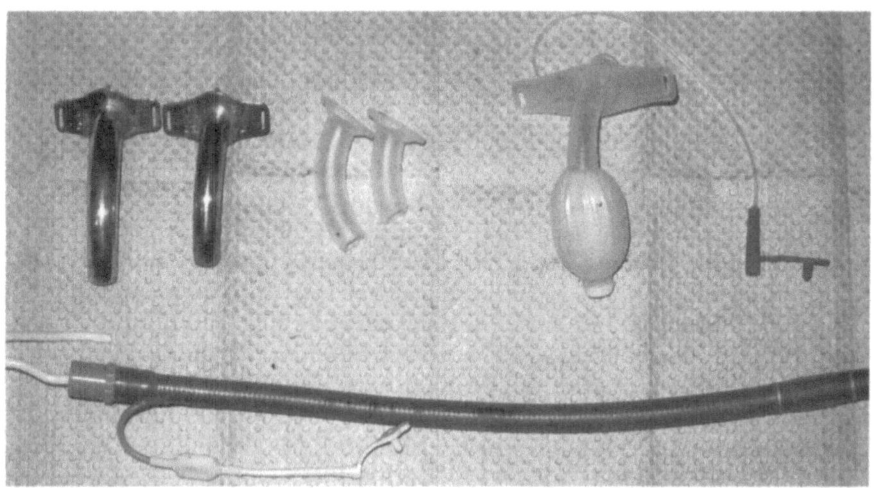

Abb. 1. Beispiele von Trachealkanülen und Tuben, wie man sie bei einem Tracheostomaträger finden kann; *oben von links nach rechts:* 2 Silberkanülen, 2 Silikonkanülen, ein blockbarer Tracheostomatubus; *unten:* ein blockbarer Intubationstubus; die Blockbarkeit läßt sich jeweils am außen erkennbaren Ansatz (*rechts,* oben und unten) erkennen

der Patient eine chronische Tracheitis oder Bronchitis entwickeln. Dies führt dazu, daß das Bronchotrachealsekret zäher wird und dazu neigt, zu verborken. Diese Borken können den Luftweg subtotal oder total verschließen. Eine solche Borke kann in der Kanüle sitzen (Abb. 2). Die Therapie ist es, Kanüle oder Tubus herauszunehmen (außer bei Trachealstenosen, s. unten), und dem Patienten geht es sofort besser. Hat der Patient keine Trachealstenose, dann kann man eigentlich Kanüle oder Tubus immer herausnehmen, und in vielen Fällen wird dadurch geholfen. Kanüle oder Tubus werden gesäubert und wieder eingesetzt.

Die 2. Möglichkeit kann sein, daß die Sekretborke nicht in der Kanüle, sondern in der Trachea ist. Therapie: Kanüle herausnehmen (außer bei einer Trachealstenose) und die Trachea endotracheal kräftig absaugen. Dies kann man dadurch unterstützen, daß 1 ml physiologische Kochsalzlösung einfach mit einer Spritze (ohne Kanüle) in das Tracheostoma hineingegeben wird. Der Patient wird dadurch einen zusätzlichen Hustenreiz bekommen, die Trachea

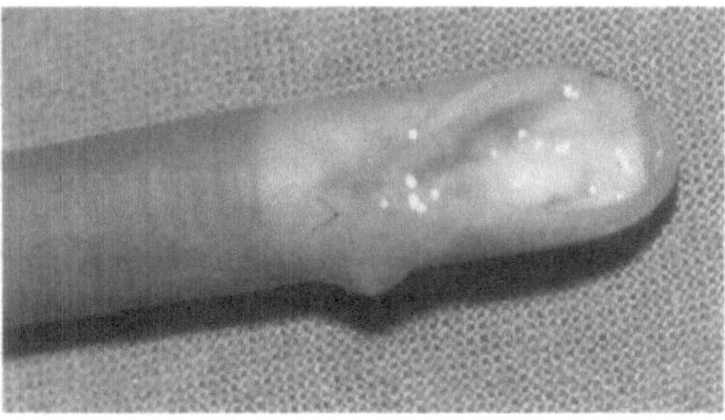

Abb. 2. Durch zähes Sekret verstopfter Tubus

wird angefeuchtet und man kann zumeist mit einem kräftigen Sauger zusammen mit dem Hustenreiz die dicken Borken entfernen oder zumindest einen Zustand herstellen, der es erlaubt, diesen Patienten gefahrlos bis in die Klinik zu transportieren.

Zwischenzeitlich sollte auch der Notarzt eingetroffen sein. Ist die Atmung nämlich immer noch nicht hergestellt, so kann er jetzt die Atemnot endoskopisch abklären. Hierzu dient das Würzburger Notfallrohr (s. Beitrag Foet; Abb. 3). Es besitzt genau den Handgriff, der für den Intubationsspatel sowieso in jedem Notarztwagen vorhanden ist. Anstelle des Spatels findet man ein Rohr, durch das man hindurch schauen kann. Das Rohr wird mit Hilfe des Handgriffes beleuchtet. Über die Möglichkeit hinaus, daß man hineinschauen kann, hat es noch den zusätzlichen Nutzen, daß es entweder an ein Beatmungsgerät oder ein Narkosegerät angeschlossen und der Patient beatmet werden kann. Der Umgang ist einfach. Das Rohr wird in das Tracheostoma eingeschoben, indem man an das Kopfende des Patienten geht, ähnlich wie bei einer Intubation. Der Kopf des Patienten muß zur Seite gedreht werden, so daß man problemlos an das Tracheostoma herankommt. Es entsteht dann eine gerade Linie zwischen Auge des Untersuchers, dem Rohr, der Trachea und der Carina. So kann man in der Regel unter Sicht bei gleichzeitigem Absaugen das entsprechende Hindernis, welches zur Atmungsstörung führt, überwinden. Gleichzeitig kann man einen Rubenbeutel oder andere geeignete Geräte anschließen und beatmen. Sehr zweckmäßig ist es, noch 2 Hilfsinstrumente zu haben: 1) Einen Sauger. Man kann mit den flexiblen Saugern, die man üblicherweise hat, in dieses Rohr nicht hinein, weil das Rohr zu dünn ist. Man braucht dazu einen Metallsauger. 2) Es kann zweckmäßig sein, zusätzlich noch

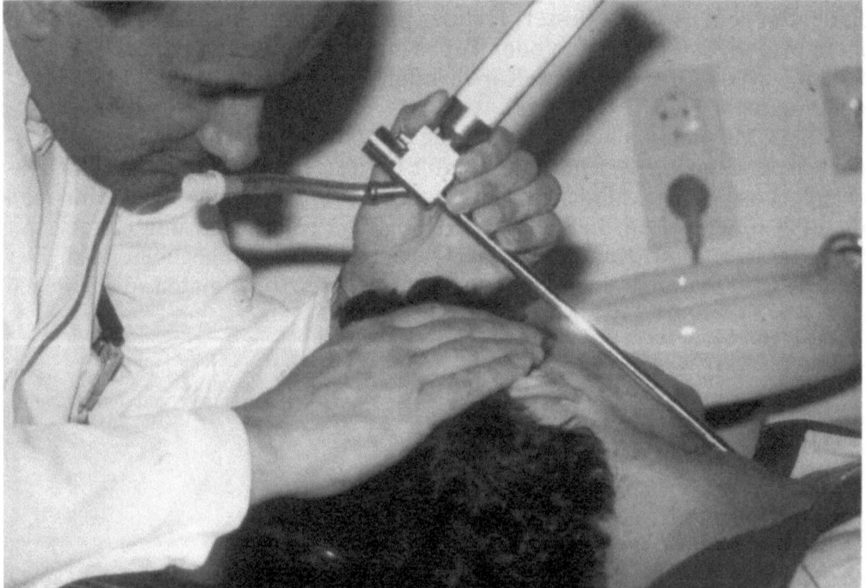

Abb. 3. Das Würzburger Notfallrohr

eine Zange zu haben, um Borken oder Fremdkörper, die sich in der Tiefe befinden, ggf. notfallmäßig entfernen zu können.

Eine Atemnot kann auch dadurch entstehen, daß das Kanülenende an der Trachealwand anliegt. Auch hier wird man die Kanüle entfernen und durch eine bessere ersetzen. An den Stellen, wo das Kanülenende gesessen hat, kann sich eine Veränderung (Blutung, Kruste) befinden, so daß man auch mit einer neuerlichen Kanüle nicht zurechtkommt. Auch hier ist dann das Notfallrohr zweckmäßig. Ist die Kanüle nicht wieder einführbar, was möglich sein kann, einfach weil es anatomisch sehr schwierig ist oder weil man mangelhafte Übung hat, kann möglicherweise ein Tubus hilfreicher sein, weil er flexibel ist. Gelingt auch die Wiederherstellung der Atmung mit dem Tubus nicht, muß das Notfallrohr unter Sicht verwendet werden.

Eine weitere Möglichkeit der Atemnot ist eine Via falsa. Die Kanüle ist nicht in die Trachea eingeführt, sondern beispielsweise irgendwo in das Schilddrüsenbett. Therapie: Kanüle entfernen und durch eine Kanüle, die paßt, ersetzen. Falls die nicht zur Hand ist, führt man einen Tubus ein. Geht auch das nicht – was ohne weiteres passieren kann, weil durch die Via falsa Verletzungen entstanden sein können, und man die Trache ohne weiteres gar nicht findet, weil man sie nicht sieht – dann ist das Notfallrohr zweckmäßig.

Für die oben genannten Regeln gibt es Ausnahmen. Liegt bei dem Patienten eine Trachealstenose vor, dann kann man zunächst einmal davon ausgehen, daß diese Kanüle von einem Arzt eingesetzt worden ist, der von dieser Trachealstenose weiß. Die Kanüle wird daher üblicherweise die Trachenalstenose überwinden und aufdehnen. In diesem Fall sollten Kanüle oder Tubus nur bei lebensbedrohlicher Atemnot entfernt werden. Man sollte möglichst lange durch die Kanüle hindurch versuchen, abzusaugen und den Patienten zu beatmen. Dann sollte man den Patienten mit der Dyspnoe in die nächste HNO-Abteilung transportieren. In der HNO-Klinik wird ihm dann geholfen. Das Risiko, daß man nach Herausnahme von Kanüle oder Tubus bei mangelhafter Übung, von der man ausgehen muß, diese nicht mehr hineinbekommt, ist außerordentlich groß. Dagegen ist die Wahrscheinlichkeit hoch, daß man unter Absaugen, trotz einer gewissen Dyspnoe des Patienten, das Krankenhaus rechtzeitig erreicht. Wenn der Kranke allerdings trotz Beatmung zyanotisch wird, muß man sofort handeln. Dabei gelten die gleichen Grundsätze, wie sie oben für die Atemnot ohne Trachealstenose genannt wurden. Allerdings wird man in der Notsituation regelmäßig einen Tubus einführen, der möglichst bis zur Carina reicht. Da dem Sanitäter die Länge der Stenose ja nicht bekannt ist, wird diese damit mit großer Wahrscheinlichkeit überwunden.

Die Atemnot kann aber auch dadurch entstehen, daß der Patient Kanüle oder Tubus verloren hat. Eine bedrohliche Atemnot in dieser Situation ist die Ausnahme, da die Mehrzahl der Stomaträger auch ohne Kanüle atmen kann. In Notsituationen mit starker Atemnot kann es jedoch der Fall sein, daß der Rettungssanitäter gezwungen ist, eine Trachealkanüle wieder einzusetzen. Nun, wie macht man das? Die Kanüle wird um 90° gedreht und das Tracheostoma wird zweckmäßigerweise mit einem Spekulum aufgehalten (Abb. 4). Lag die Atemnot am zu engen Stoma, so hat man ihm damit bereits sofort geholfen. (Ein Spekulum, das weiß ich, entspricht nicht der DIN-Einrichtung eines Krankenwagens. Aber es gibt auch Patienten, die entsprechen nicht der DIN-

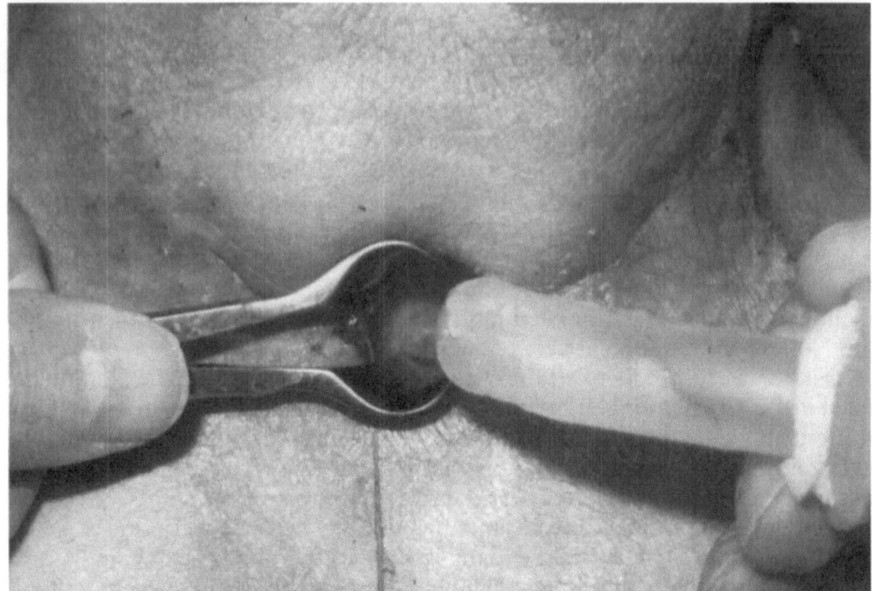

Abb. 4. Einführen einer Trachealkanüle in ein Tracheostoma. Mit der linken Hand wird das Spekulum gehalten und in das Tracheostoma eingeführt. Das Tracheostoma kann dadurch aufgehalten und übersehen werden. Anschließend wird mit der rechten Hand die Kanüle hineingeschoben, nachdem das Spekulum unmittelbar zuvor entfernt wurde

Norm und auch für diese Patienten muß man vorbereitet sein. Ein solches Instrument kostet wenige DM und daran sollte es nicht scheitern.) Man schiebt dann die gedrehte Kanüle ein, bis man fast ganz hinten anstößt. Dann dreht man die Kanüle um 90° nach unten, so daß sie dadurch normalerweise problemlos in die Trachea hineingesteckt werden kann.

Gelingt dies nicht oder trägt der Patient einen Tubus, dann kann es zweckmäßig sein, mit einem normalen, endotrachealen Tubus in die Trachea hineinzugehen.

Notsituation Stomablutung

Die 2. Notsituation ist die Blutung. Bei einer Blutung ist die Gefahr weniger, daß der Stomaträger innerhalb kurzer Zeit verblutet. Vielmehr besteht die Gefahr darin, daß das Blut in die unteren Luftwege gerät, eine Aspiration stattfindet und der Patient innerhalb weniger Minuten an Ateminsuffizienz zu Tode kommt. Dabei sind 2 Hauptsituationen zu unterscheiden: 1) Die Blutung neben Tubus oder Kanüle und 2) die Blutung durch Kanüle oder Tubus. Blutet es neben der Kanüle (oder dem Tubus), so muß die Kanüle unbedingt im Stoma bleiben. Ein geblockter Tubus (Kanüle) muß deshalb im Stoma verbleiben, weil man davon ausgehen kann, daß das Blut durch den Block nicht in die tieferen Luftwege hineindringen kann. Zur Blutstillung führt man neben der Kanüle eine Tamponade ein.

Ist die Kanüle nicht geblockt oder nicht blockbar, sollte man ebenfalls die Kanüle belassen. Auch eine nicht geblockte Kanüle bedeutet zunächst einen teilweisen Schutz für die unteren Luftwege. Das Blut wird auch an der Kanüle, die nicht geblockt ist, nicht so leicht vorbeilaufen. Entfernt man die Kanüle, läuft das Blut möglicherweise im Schuß in die Trachea. Wenn der Patient kräftig einatmet und dann eine größere Menge des Blutes aspiriert, kann dies den Tod des Patienten bedeuten.

Blutet es durch die Kanüle, sind 2 Situationen zu unterscheiden: einmal eine leichte Blutung, z.B. nur ein paar Tröpfchen. In diesem Fall darf man die Kanüle entfernen, saugt das Blut ab und führt eine neue Kanüle ein.

Liegt eine sprudelnde Blutung durch Kanüle oder Tubus vor, steht man als Sanitäter in der Notversorgung vor einem allein fast unlösbaren Problem. Der Notarzt muß sofort gerufen werden. Man saugt das Blut mit einem dicken Rohr unter stärkster Saugerleistung ab. Der Notarzt wird einen langen, blockbaren Tubus bis zur Carina einführen, um die Bronchien vor dem Blut zu schützen. Man muß damit rechnen, daß man vor lauter Blut nichts sieht. Die Ursache ist in der Regel eine Arosionsblutung aus einem Gefäß der Schilddrüse oder einem Tumor.

Atemnot bei Kindern

M. Klöckner

Erkrankungen der Atemwege zählen zu den häufigsten Krankheiten des Kindesalters überhaupt. Im Rahmen einer ganzen Reihe von Erkrankungen unterschiedlicher Genese kann es zu Störungen der Atmung kommen.

Vorne weg ein paar Sätze zur Patientenbeobachtung. Nicht immer springt eine Atemstörung ins Auge, häufig bedarf es subtiler Beobachtung. Auch hier gibt es Besonderheiten im Kindesalter.

Als objektive Anzeichen einer Atemstörung finden wir Veränderungen der Atemfrequenz, Veränderungen der Atemtiefe, Änderungen der Atemperiodik, Nebengeräusche (Husten, Stridor), Veränderungen der Hautfarbe, Änderungen in den Thoraxbewegungen, Veränderungen in Stimme und Sprache sowie Nasenflügeln.

Gleich zum 1. Punkt: Es ist wichtig zu wissen, daß die Atemfrequenz im Kindesalter altersabhängig ist.

Normalwerte:	Neugeborene	40–60/min,
	Säuglinge	24–40/min,
	Kleinkinder	20–30/min,
	Schulkinder	15–25/min.

Natürlich ist die Atemfrequenz auch abhängig von Unruhe oder Wachheitsgrad des Kindes.

Veränderungen der *Atemtiefe* findet man z.B. bei der vertieften Atmung bei Azidose (sog. Kußmaul-Atmung, z.B. bei diabetischer Stoffwechselentgleisung).

Veränderungen der *Atemperiodik* haben häufig eine zentrale Ursache, z.B. die bekannte Cheyne-Stokes-Atmung als Ausdruck einer zerebralen Atemstörung.

Ganz wichtig sind *Nebengeräusche* bei der Atmung.

Wir finden Stridor als hörbares pfeifendes Stenosegeräusch, das zugleich einen Hinweis gibt auf den Ort seiner Entstehung und damit den Ort der Obstruktion: inspiratorischer Stridor hat eine extrapulmonale Ursache, z.B. bei Laryngitis; exspiratorischer Stridor hat eine intrapulmonale Ursache, z.B. bei Asthma oder Bronchitis.

Veränderungen im Bereich der Trachea können sowohl einen in- als auch exspiratorischen Stridor auslösen.

Schnarchen findet man bei Obstruktion im Bereich des Hypopharynx, z.B. durch Zurücksinken des Zungengrundes.

Giemen und Brummen als exspiratorische Nebengeräusche findet man bei Obstruktion der intrapulmonalen Atemwege.

Bei Betrachtung der *Thoraxbewegungen* sollte darauf geachtet werden, ob diese seitengleich stattfinden. Ferner sollte man auf Einziehungen achten, diese sind besonders gut jugulär, interkostal und subkostal zu beobachten. Diese Einziehungen sieht man als Folge erhöhter negativer intrathorakaler Drücke bei erschwerter Atmung.

In einem solchen Falle beobachtet man häufig auch Nasenflügeln.

Stimme und Sprache verändern sich bei den Affektionen im Bereich der oberen Atemwege, wir finden Heiserkeit bei Kehlkopfaffektionen, eine nasale Sprache z.B. bei Behinderung der Atemwege im Bereich des Nasen-Rachen-Raumes.

Dies als allgemeine Vorbemerkung zur Patientenbeobachtung.

Jetzt zu den Ursachen einer Atembehinderung.

Häufige Ursachen akuter Atenmnot bei Kindern:

- Asthmaanfall,
- Aspiration von Fremdkörpern (Maximum 2. und 3. Lebensjahr),
- subglottische Laryngitis,
- Epiglottitis.

Wichtig zur Vorbemerkung, daß eine akut auftretende Atemnot bzw. Atemstörung recht häufig einen Krampfanfall als eigentliche Ursache aufweist. Daher sollte bei jeder Atemstörung die Bewußtseinslage des Kindes untersucht werden und auch auf subtile Konvulsionen geachtet werden.

Zum Asthmasyndrom ist zu sagen, daß sich die Therapie hier nicht grundsätzlich von der des Erwachsenenasthmas unterscheidet, obwohl die Ursachen des kindlichen Asthmas und auch der Verlauf völlig unterschiedlich sind. Leitsymptom ist der expiratorische Stridor, eine exspiratorische Dyspnoe und Husten. Man findet die pathogenetische Trias des Bronchospasmus, der Dyskrinie und der ödematösen Schleimhautschwellung. Wichtig ist hierbei die Kenntnis der alters- und größenabhängigen Theophyllindosierung, die jedem Notarzt geläufig sein sollte.

Nur so lassen sich gefährliche Intoxikationen vermeiden.

Nur zu erwähnen ist hier auch die Fremdkörperaspiration, die vorwiegend ein Problem des 2. und 3. Lebensjahres darstellt. Interessant hier die jahreszeitliche Häufung, in einem großen Teil aller Fälle, in denen eine bronchoskopische Extraktion der Fremdkörper notwendig wird, handelt es sich um Nußaspirationen, die in der Vorweihnachtszeit stattfinden.

Näher eingehen sollte man auf die beiden letztgenannten Krankheitsbilder, die subglottische Laryngitis und die Epiglotitis. Zum einen weil die Unterschiedung bei der Krankheitsbilder lebensrettend sein kann für das Kind, zum anderen weil die subglottische Laryngitis eines der häufigsten Ereignisse akuter Atemnot im Kindesalter darstellt. Die subglottische Laryngitis ist ca. 40mal häufiger als die Epiglottitis.

Leitsymptom: inspiratorischer Stridor

subglottische Larnygitis: (Pseudokrupp)	Epiglottitis:
Virus	Bakterium (Hämophilus)
1–3 Jahre	2–6 Jahre
bellender Husten, Heiserkeit	Schluckstörung, Speichelfluß
evtl. Fieber	immer Fieber

Bei der virusbedingten *subglottischen Laryngitis (sog. Pseudokrupp)* geht häufig ein banaler Infekt der oberen Luftwege der Erkrankung voraus, pathogenetisch handelt es sich um eine ödematöse Schleimhautschwellung im Bereich der Stimmritze und im trichterförmigen subglottischen Raum. Dieser Raum ist physiologischerweise im Kindesalter eng, die Schleimhaut locker und gefäßreich.

Durch eine vermehrte Atemarbeit und einen dabei beschleunigten Luftstrom kommt es zusätzlich zur inspiratorischen Lichtungsverengerung. Das Beschwerdebild tritt relativ plötzlich auf, häufig nachts. Die Symptomatik bietet einen meist lauten inspiratorischen Stridor, einen rauhen bellenden Husten, Heiserkeit und Einziehungen. Die Prognose der Erkrankung quo ad vitam ist gut, die Letalität beträgt unter 1%.

Die Epiglottitis hat häufig einen bereits fieberhaften Infekt in der Vorgeschichte. Im Vordergrund steht die Schluckstörung mit Speichelfluß! Die Kinder haben eine kloßige Sprache. Husten und Heiserkeit finden sich typischerweise nicht. Pathogenetisch handelt es sich um eine phlegmonöse, d.h. diffuse eitrige Entzündung der Schleimhaut. Laryngoskopisch findet man eine bis zu kirschgroße Schwellung der Epiglottis.

Zur Erstversorgung und Therapie beider Erkrankungen gilt:

Maßnahmen auf dem Transport in die Kinderklinik:

„minimal handling":	geringst mögliche Belästigung des Kindes!
Das bedeutet:	kein i.v.-Zugang! Transport auf dem Arm der Mutter/Vaters, Ruhe bewahren und Ruhe vermitteln (wenn möglich Fahrt ohne Sondersignal).

Im Vordergrund steht dabei, jegliche Manipulation beim Kind zu vermeiden, die die Atemsituation verschlechtert.

Bei Verdacht auf Epiglottitis darf eine Racheninspektion nur in Intubationsbereitschaft vorgenommen werden! Bei diesen Kindern besteht eine enorm erhöhte vegetative Reflexbereitschaft, jegliche Manipulation im Rachen und Kehlkopfbereich kann zum Sekundentod durch Herz- und Atemstillstand führen.

Therapie des Pseudokrupp:
- Beruhigung (nicht gleichbedeutend mit Sedierung!),
- Freiluft,
- Steroide,
- Micronephrin;

Therapie der Epiglottitis:
- Narkoseintubation,
- Antibiose,
- Steroide.

Intubation nur durch sehr Erfahrene! Keine Relaxierung!

Zur *Therapie des Pseudokrupp* ist anzumerken, daß Beruhigung und Frischluftzufuhr die ersten Schritte sein sollten. Diese häufig schon recht wirksame Therapie kann und sollte bereits auf dem Transport stattfinden. Gar nicht selten sind zunächst schwer beeinträchtigte Kinder beim Eintreffen im Krankenhaus nach dem Transport durch die kühle Luft im kühlen Auto bereits in ihren Beschwerden deutlich gebessert. Die Steroidgabe sollte wenn möglich oral erfolgen (Betamethasonpräparat, z.B. Betnesol), die rektale Gabe ist unzuverlässig!

Nur in der Klinik sollte die Inhalation mit Micronephrin erfolgen, dabei handelt es sich um ein razemisches Epinephrin (einen Adrenalinabkömmling). Dieses Medikament hat sowohl α- als auch β-mimetische Wirkungen. Der häufig rasch eintretende therapeutische Effekt beruht auf der erreichten Vasokonstriktion durch Abschwellen der ödematösen Schleimhaut. Die Anwendung ist inhalativ, dabei kommt es zugute, daß bei der normalen Ultraschallverneblung eine Deposition der vernebelten Substanz vorwiegend im Mund- und Rachenraum stattfindet. Als Nebenwirkungen der Therapie sind z.T. bedrohliche Tachyarrhythmien und Blutdruckschwankungen beschrieben, deshalb sollte sie unter Monitorkontrolle stattfinden.

Bei einem reinen sog. Pseudokrupp ist eine Intubation praktisch nie notwendig.

Zur *Therapie der Epiglottitis* sollte man wissen, daß immer eine Intubation notwendig wird. Diese Intubation sollte jedoch unbedingt als selektive Narkoseintubation angestrebt werden!

Erst nach Einleiten der Inhalationsnarkose sollte ein venöser Zugang gelegt werden, die Intubation sollte stets nur durch den sehr Erfahrenen erfolgen! Die notfallmäßige Intubation bei Epiglottitis ist extrem schwierig; jeder Fehlversuch kann den Tod des Kindes bedeuten. Bei mehreren Fehlversuchen bleibt dann häufig nur noch die Notfalltracheotomie.

Nach erfolgter Intubation sollte der Tubus für 48–72 h belassen werden, in der Zwischenzeit kann eine Umintubation nötig sein. Immer sollte eine Antibiose durchgeführt werden, bei der in der Regel vorliegenden Hämophilusinfektion als Medikament der ersten Wahl ein Kombinationspräparat von Amoxizillin und Clavulansäure. Die Wirkung von Steroiden auf den Krankheitsverlauf ist umstritten. Nach Intubation sollte man das Kind aus der Narkose erwachen lassen und lediglich so stark sedieren, daß es den Tubus toleriert, das Kind kann in aller Regel problemlos spontan atmen.

Vor Extubation sollte in jedem Falle eine erneute laryngoskopische Kontrolle der lokalen Verhältnisse stattfinden, nur bei ausreichender Abschwellung erfolgt die Extubation.

Ich weiß, daß es gerade vor einem Publikum von Notärzten und Rettungssanitätern ein ketzerischer Standpunkt ist zu fordern, daß bei einem Kind mit einer schweren Atemstörung insbesondere auf das Leben eines i.v.-Zuganges verzichtet werden sollte sowie auf weitere Maßnahmen der Erstversorgung.

Nur bei Kenntnis des Krankheitsbildes der Epiglottitis mit dem drohenden Risiko des Herz- und Atemstillstands kann man verstehen, warum auch die kleinste Manipulation zur tödlichen Bedrohung für das Kind werden kann.

Man sollte den Mut haben, ein solches Kind auf dem Arm der Mutter dem Klinikarzt zu übergeben. Dieses Kind ist *nicht nicht* versorgt, dieses Kind ist auch *nicht schlecht* versorgt: dieses Kind ist *gut* versorgt, denn es wurde in Intubationsbereitschaft begleitet und es wurden ihm damit für die Weiterversorgung in der Klinik optimale Bedingungen geboten. In der Klinik kann dann ein Team von mehreren erfahrenen Kollegen die Weiterversorgung übernehmen.

Wie so häufig ist auch bei Versorgung eines Kindes mit Epiglottitis das Wichtigste: Daran denken!

Inhalation mit ätzenden Dämpfen und Gasen

O. Dietz

Einleitung

Die Unfälle, die dieses Thema betreffen, werden landläufig als typische Chemieunfälle angesehen. Es wäre allerdings ein Trugschluß zu glauben, daß rein zahlenmäßig diese Unfälle in Chemiebetrieben im Vordergrund stünden. Nach der Statistik des Werkes Hoechst der Hoechst AG mit ca. 30 000 Mitarbeitern, die im letzten Jahresbericht von 1988 vorliegt, liegt der Anteil der Reizgasinhalationen an der Gesamtzahl der Unfälle nur bei etwa 1,0%.

Nebenbei bemerkt sei hierzu, daß auch im chemischen Großbetrieb der Löwenanteil des Unfallgeschehens mit ca. 70% durch mechanische Betriebsunfälle bedingt ist, wobei das hauptsächlich betroffene Körperteil die obere Extremität, namentlich die Hand, ist.

Wenngleich Unfälle mit ätzenden Dämpfen und Gasen gerade in der chemischen Industrie gut bekannt sind, ist hiermit nicht gesagt, daß diese inhalativen Unfälle nicht auch in anderen Industriezweigen oder auch z. B. im Haushalt nicht vorkommen können. So sind z. B. Chlorgasinhalationen möglich in Schwimmbädern beim Wechseln der Chlorierungspatronen oder im Haushalt bei unsachgemäßer Verwendung von WC-Reinigern. Die noch weitaus mehr zu fürchtenden Nitrosegase als weiteres Beispiel können in den verschiedensten Bereichen entstehen: Im Alltagsleben am häufigsten ist das Auftreten von Nitrosegasen bei Bränden; des weiteren entstehen sie beim Metallschweißen, aber auch in der Landwirtschaft, wo die Nitrosegase, auch Stickoxide genannt, durch Gärungsprozesse in Futtersilos entstehen können.

Die beiden Beispiele Chlorgas und Nitrosegas sind bewußt gewählt, da diese beiden Reizgase als Paradebeispiele für die Wirkung an verschiedenen Abschnitten des Atemtraktes dienen können.

Wesentlich hierbei ist die Unterscheidung in 2 Gruppen: Zur 1. Gruppe gehören die gut wasserlöslichen Reizgase wie z. B. Chlor, Ammoniak, Schwefelsäuredämpfe und Chlorwasserstoff, die vorwiegend schädigend auf die oberen Luftwege wirken. Dies erklärt sich dadurch, daß beim Einatmen der schleimhautausgekleidete Teil der Luftwege, also der gesamte Mund-, Rachen-, Kehlkopf-, Luftröhren- und Bronchienbereich in der Schleimhaut diese Gase löst, wodurch es zu einem sog. oberen Reizsyndrom der Atemwege kommt. Dies ist gekennzeichnet durch Brennen der Augenbindehaut, Nasenbrennen, u.U. Stimmlosigkeit und starken Hustenreiz. Diese Wirkung ist sofort erkennbar, so daß dieses Krankheitsbild zunächst für den Unerfahrenen dramatischer aussehen könnte als das, was im folgenden noch beschrieben wird. Diese Gase – um dies noch einmal zu betonen – gelangen also aufgrund ihrer Wasserlöslichkeit nicht sehr tief in die Lungen, also nicht in den Bereich der Alveolen oder Lungenbläschen, wo noch ein weit größerer Schaden entstehen würde, da sie eben durch den Feuchtigkeitsfilm der Schleimhaut quasi abgefangen werden.

Reizgase mit vorwiegender Wirkung auf die oberen Atemwege

	MAK[a]
– *Ammoniak*, NH_3	50 ppm[b]
– Bortrifluorid, BF_3	1 ppm
– Brom, Br_2	0,1 ppm
– *Chlor*, Cl_2	0,5 ppm
– Chlordioxid, ClO_2	0,1 ppm
– Chlorsulfonsäure, HSO_3Cl	–
– *Chlorwasserstoff, HCl*	5 ppm
– *Fluorwasserstoff, HF*	3 ppm
– Maleinsäureanhydrid, $CO \cdot CO_0 : CH \cdot CO$	0,2 ppm
– Phosphoroxidchlorid, $POCl_3$	0,5 ppm
– Phosphortrichlorid, PCl_3	0,5 ppm
– Phthalsäureanhydrid $C_6H_4(CO)_2O$	5 mg/m³
– *Schwefeldioxid*, SO_2	5 ppm
– *Schwefelsäuredämpfe*, H_2SO_4	1 mg/m³
– Vanadiumpentoxidrauch V_2O_5	0,1 mg/m³

[a] Maximale Arbeitsplatzkonzentration.
[b] „parts per million".

Ganz anders verhält es sich bei nicht wasserlöslichen Reizgasen vom Typ Phosgen, Nitrosegase und anderer, die eben nicht durch die Schleimhaut eingefangen werden, sondern bei der Inhalation ungehindert bis in die tieferen Partien der Luftwege, zu den genannten Alveolen, gelangen können. Hier kommt es zur Schädigung der Membran der Lungenbläschen und zur Schädigung der die Lungenbläschen umgebenden Blutkapillaren. Hierdurch kommt es zum Übertritt von seröser Flüssigkeit aus den Blutkapillaren in die Alveolen, so daß sich langsam das Bild eines Lungenödems, also der schweren Flüssigkeitsansammlung in den tiefen Atemwegen ausbildet. Bis soviel Flüssigkeit in den Alveolen angesammelt ist, daß durch Behinderung des O_2-Austauschs Atemnot eintritt, können 4–8, in seltenen Fällen bis zu 20 h vergehen. In dieser sog. Latenzphase oder stummen Phase kann nahezu Beschwerdefreiheit bestehen.

Nun ist diese Einteilung sehr schematisch, d.h. es kann z.B. bei massiver Chlorgasinhalation auch zu einer Schädigung der Alveolen kommen und somit auch ein Lungenödem eintreten und umgekehrt kann es bei massiver Nitrosegas- oder Phosgeninhalation auch zu einem sog. oberen Reizsyndrom kommen. Dies ist jeweils von der Konzentration und der Dauer der Inhalation abhängig. Ich will damit sagen, daß prinzipiell die Schädigung, die durch die Reizgase beider Gruppen hervorgerufen werden, gleichartig sind und auch bei entsprechend massiver Inhalation den gesamten Atemtrakt betreffen; lediglich bei nicht zu schwerer Kontamination mit den entsprechenden Reizgasen kommt es zu einer Differenzierung bezüglich des Angriffsortes, wie sie in diesem Schema beschrieben ist.

Reizgase mit vorwiegender Wirkung auf die unteren Atemwege

	MAK[a]
– Äthylenimin, $CH_2 \cdot CH_2 \cdot NH$	0,5 pp,[b]
– Acrolein, $CH_2 \cdot CH \cdot CHO$	0,1 ppm
– *Dimethylsulfat,* $(CH_3)_2SO_{43}$	0,01 ppm
– Kadmiumoxidrauch, CdO	0,1 mg/m³
– Nickelkarbonyl, $Ni(CO)_4$	0,1 ppm
– *Ozon,* O_3	0,1 ppm
– *Phosgen,* $CoCl_2$	0,1 ppm
– *Stickstoffdioxid,* NO_2	5 ppm
– Trichlornitromethan	
– (Chlorpikrin) $CCl_3 \cdot NO_2$	0,1 ppm

[a] Maximale Arbeitsplatzkonzentration.
[b] „parts per million".

Wie heimtückisch eine solche Inhalation mit einem Stoff, der vorwiegend die tiefen Atemwegsabschnitte schädigt, verlaufen kann, wird in dem Lehrbuch *Klinik und Therapie der Vergiftungen* von Sven Moeschlin am Beispiel einer Dimethylsulfatvergiftung geschildert, das auch zu der 2. Gruppe der Reizgase gehört. Dieser Stoff, der in der chemischen Industrie relativ vielseitig eingesetzt wird, ist deswegen besonders heimtückisch, weil jede Warnwirkung in Form von Rauchentwicklung oder Geruch fehlt.

Ich will hierzu einige Sätze aus diesem Fallbeispiel zitieren: „Ein Arbeiter entnahm aus einer Destillationskolonne eine Probe von Dimethylsulfat, wobei ihm während einiger Minuten die ausströmenden Dämpfe direkt ins Gesicht strömten. Dieser Mann klagte nachher über Augenbrennen und Übelkeit und ging nach Hause, wo er 11 Stunden nach der Giftaufnahme unter Erstickungserscheinungen starb."

Im folgenden seien kurz die für den Rettungsdienst wichtigen Maßnahmen in chronologischer Reihenfolge aufgeführt:

1. Erste Hilfe bei Giftgasinhalation

- Arzt anfordern.
- Bergung aus der verseuchten Atmosphäre. Hierbei ist in aller Regel Atemschutz notwendig, d.h. daß im allgemeinen diese Maßnahme durch die Feuerwehr auszuführen ist.
- Die mit ätzenden Substanzen benetzte Kleidung ist zu entfernen.
- Der Entkleidete muß nun vor Wärmeverlust geschützt werden, v.a. auch unter dem Gesichtspunkt, daß ein frierender Patient einen erhöhten O_2-Bedarf aufweist, was seine Atemnot verstärken könnte.
- Bei Atemnot Beatmung mit dem Ambu-Beutel (Sauerstoff anschließen!) und falls möglich mit PEEP.
- Als medikamentöse Erste Hilfe bewährt sich Auxilosonspray (3 Hübe jeweils in 5 min).

2. Erste ärztliche Hilfe bei Giftgasinhalation

- Legen eines venösen Zugangs und Gabe von 1000 mg Cortison, Dicodid zur Dämpfung des Hustenreizes und Sedierung (z. B. mit Valium). *Vorsicht:* Es sollen über diesen venösen Zugang *keinerlei Infusionen* gegeben werden, um nicht die Neigung zum Lungenödem noch weiter zu verstärken.

- Atemwege freimachen, Absaugen, ggf. Intubation und PEEP-Beatmung. Die Beatmung wird mit einem hohen Gehalt an Sauerstoff durchgeführt, die Gabe von Auxiloson kann auch durch den Tubus erfolgen.
- In leichteren und mittelschweren Fällen genügt die Inhalation von Emser-Salz, die Hustenreizbekämpfung (z.B. Codipront) und die Inhalation von Auxiloson (3 Hübe jeweils in 5 min).

3. Patiententransport bei Giftgasinhalation

- Der Transport erfolgt halb sitzend und nicht liegend, um der Gefahr eines Lungenödems vorzubeugen. Während der Fahrt wird die Sauerstoffgabe fortgesetzt, auch die Medikation von Auxiloson kann noch einmal wiederholt werden; nach wie vor sollen keine Infusionen gegeben werden. Eine evtl. am Unfallort eingeleitete Beatmung ist entsprechend fortzusetzen.

4. Klinische Erstbehandlung bei Giftgasinhalationen

- Als erste Maßnahme in der Klinik wird eine Thoraxröntgenaufnahme angefertigt, es werden die üblichen Routineblutwerte abgenommen und insbesondere eine Blutgasanalyse – mit Feststellung des O_2- und CO_2-Partialdruckes – vorgenommen; falls bisher noch nicht erfolgt, wird ein zentralvenöser Zugang gelegt.
- Beim Auftreten eines Lungenödems erfolgt die übliche Therapie mit Gaben von Lasix, Morphin und Nitroglycerin i.v. Gleichzeitig wird eine kontrollierte Überdruckbeatmung mit PEEP eingeleitet, falls von Seiten der Blutgasanalyse hierzu eine Indikation besteht.

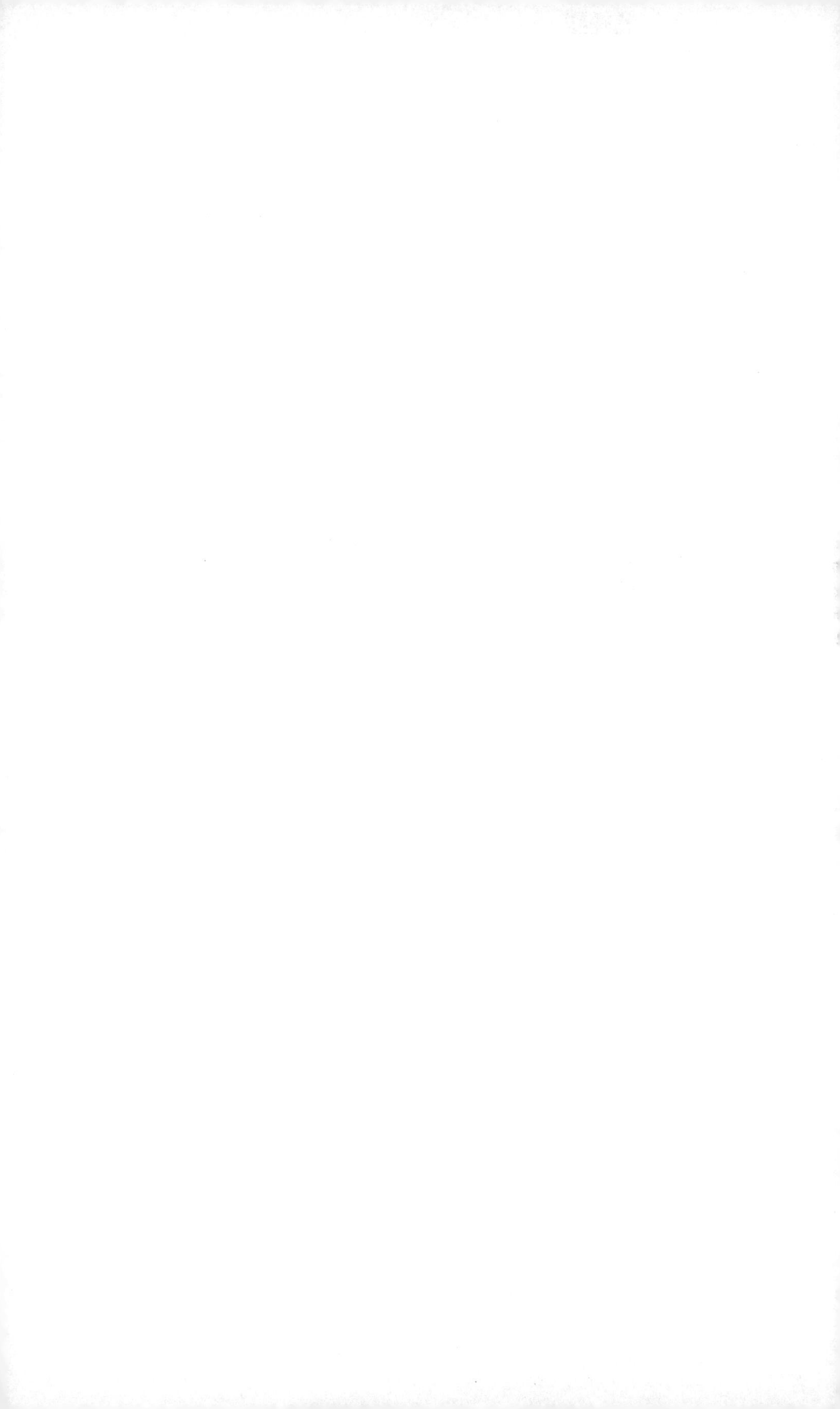